# SESSO
# In vacanza!

Levi Orion

# 1

## AL FUOCO!

Guardavo il mare illuminato dalla luna piena nel buio della notte.

Sembra romantico, vero?

Sì, è così.

Una bella notte romantica sulla costa mediterranea spagnola. Adesso era appena passata l'una del mattino. Sono stato seduto qui per tre ore a fare musica. Le corde acuminate mi facevano bruciare la punta delle dita. La chitarra stava lentamente diventando pesante sulle mie ginocchia e la mia schiena cominciava a farmi un po' male.

Ma ho giocato meglio che mai in vita mia. Non una nota sbagliata aveva lasciato il mio strumento quella notte. Nessun ronzio da una corda debolmente toccata, nessun tono discordante causato da un cambio di accordo nel posto sbagliato.

Non l'ho capito nemmeno io!

In realtà, non suono affatto bene.

Forse era l'atmosfera romantica di questa spiaggia sulla costa mediterranea della Spagna.

Mi sono guardato intorno e ho visto il vero motivo!

Era lei!

Ma prima di tutto: come sono finito qui?

Una settimana fa ero arrivato qui in Spagna con i miei due migliori amici. Trascorriamo quattordici giorni insieme una volta all'anno, e lo facciamo da dieci anni. È già un po' una tradizione.

Ogni anno preparavamo il mio autobus VW, guidavamo da Monaco attraverso la Svizzera, la Francia e la Spagna. Da qualche parte ci fermiamo e affittiamo una casetta in riva al mare.

Lo stesso processo ogni anno, ma sempre una destinazione di vacanza diversa. Non sappiamo mai dove siamo arrivati e cosa troveremo. Ma ogni anno diventava una vacanza perfetta.

Così anche quest'anno.

Abbiamo trovato una casetta a un centinaio di chilometri da Barcellona. La nostra routine quotidiana consisteva in spiaggia, mare, il programma notturno della discoteca, alcol e ragazze.

Avevamo in programma qualcos'altro per stasera. Abbiamo comprato delle bottiglie di vino rosso, degli snack e della legna da ardere in un supermercato.

Stasera era in programma un'altra tradizione!

Falò e musica per chitarra!

Ho dimenticato di dire che sono un musicista, canto abbastanza bene e suono la chitarra accettabile.

Passarono le ore accanto al fuoco.

Abbiamo mangiato, bevuto, riso, bevuto, festeggiato e bevuto ancora di più. Come ogni anno, sempre più sconosciuti si avvicinavano al fuoco. Attraverso il bagliore del fuoco e la mia musica di chitarra potevamo essere ascoltati da lontano e attirato i romantici delle vacanze come falene verso una luce.

Lì risiedeva l'attrazione.

Perfetti sconosciuti seduti insieme intorno a un falò, bevendo vino rosso, godendosi la spiaggia e il mare e parlando.

Nel frattempo, più di venti persone erano già sedute intorno al nostro falò. Piccoli gruppi si erano trovati ovunque, chiacchierando animatamente. Tutti sembravano divertirsi.

Ero completamente assorbito dal mio mondo musicale, quindi non mi sono nemmeno accorto che una bella ragazza bionda si era seduta accanto a me. Non disse una parola, guardò sognante il mare e ascoltò la mia musica.

Durante una pausa mi guardò con i suoi luminosi occhi azzurri.

"Mi chiamo Ela ," si presentò.

"Henri," risposi solo brevemente, perché in una situazione del genere mi mancavano sempre le parole.

"Hai una bella voce," ho sentito la sua voce dolce.

Ero di nuovo a corto di parole. Volevo dire che il luccichio nei suoi occhi è più bello di qualsiasi tono della mia voce. Ma ovviamente non ho osato e sono andato in territorio sicuro.

Abbiamo parlato di musica.

In pochissimo tempo sapevamo tutto sui reciproci gusti musicali. Le ho parlato della mia vecchia band e poco dopo ho scoperto che fino a poco tempo aveva cantato lei stessa in una band. Che si sia fermata lì probabilmente era legato al fatto che il batterista era il suo nuovo ex fidanzato.

"Posso stare con te o ti sto disturbando?" Lei mi ha chiesto.

"Se anche tu canti qualcosa," risposi.

Arrossì leggermente ma annuì con la testa.

Ormai stava diventando piuttosto buio. L'aria della notte d'estate si era un po' raffreddata. Il fuoco inondava l'ambiente circostante di una luce calda. Le scintille volavano nel limpido cielo notturno e si mescolavano alle stelle.

Il primo era già partito. Alcuni si sono seduti in riva al mare, altri intorno al camino e mi hanno guardato iniziare un'altra canzone. La mia voce non è spettacolare, ma a Ela sembrava piacesse.

Quella era l'unica cosa che contava per me.

Volevo sentire la tua voce!

E quello che ho sentito dopo mi ha quasi lasciato senza parole. Come se fosse stato provato centinaia di volte, è entrato nel ritornello. Ancora oggi non capisco bene come una voce così piena e forte possa provenire da un essere così delicato.

Ormai, al più tardi, tutti quelli che non erano stati attratti dal mio canto stavano andando al fuoco per vedere chi stava cantando.

Ho suonato il ritornello più e più volte e ogni volta lei variava la melodia in modo diverso. Dobbiamo aver suonato la stessa parte di questa canzone per quasi cinque minuti senza che nessuno si annoiasse.

Trovare più canzoni da suonare insieme è stato un gioco da ragazzi. Avevamo gli stessi gusti musicali e conoscevamo le stesse canzoni. Uno dopo l'altro suonavamo come se facessimo musica insieme da anni.

Non ho mai sperimentato la musica da falò che mette a tacere il pubblico. Normalmente aggiungi solo un po' di musica alle conversazioni delle persone. Ma stasera nessuno ha osato parlare. Tutti avevano paura di perdere una sola nota del canto di Ela .

Anche io sono rimasta affascinata da lei!

La sua voce mi ha affascinato dal primo momento. Con molta calma e parsimonia l'ho accompagnata a cantare con la mia vecchia chitarra. Mi vergognavo quasi di dover accompagnare un cantante così fantastico su uno strumento così squallido. Tutti ci ascoltavano , anche il fuoco sembrava danzare al ritmo della nostra musica.

Le persone intorno a noi diventano sempre meno nel tempo. Ma lei è ancora seduta accanto a me e mi tiene prigioniero con la sua voce.

Poco prima delle tre del mattino ci sediamo solo da soli davanti al fuoco. Non avevamo notato come se ne fossero andati uno dopo l'altro.

Finché abbiamo giocato, il suo sguardo è scomparso da qualche parte tra le fiamme del fuoco che si attenuavano lentamente.

I miei occhi sono stati incollati a lei per tutto il tempo.

Guardavo le sue labbra formare ogni suono, pensavo di poter distinguere ogni nota che viaggiava su per la sua gola, e guardavo il suo petto alzarsi e abbassarsi a ogni respiro.

Poi è arrivata l'ultima nota di questa canzone.

Lei mi sorrise. Non potevo dire una parola, ma ricambiai dolcemente.

Un forte "PLING" ci strappò dalla nostra rigidità.

La mia corda D si è rotta!

"Sembra che abbiamo giocato abbastanza per oggi", ha detto, con un'espressione di rimpianto sul viso. Con il cuore pesante, ho messo da parte la mia chitarra.

È venuta da me in modo naturale, si è seduta vicino a me e mi ha messo un braccio intorno alle spalle. Ho apprezzato il peso della sua testa appoggiata sulla mia spalla.

È stato meraviglioso sentirla così vicino a me. Il suo calore e la sua vicinanza mi hanno fatto bene. Solo ora ho notato quanto fosse diventato bello. Senza staccarmi da lei, ho afferrato la pila di legna da ardere rimasta e ho aggiunto alcuni ceppi.

Le fiamme ardenti hanno rapidamente allontanato il freddo. Tuttavia, si rannicchiò sempre più vicino a me, come se stesse ancora gelando.

Ho sentito la sua mano sulla mia schiena, ho notato come si spingeva sotto il tessuto della mia maglietta e ho sentito le sue dita fredde direttamente sulla mia pelle.

Ci siamo semplicemente seduti lì per sempre e ci siamo goduti la vicinanza e il calore reciproci. Il mondo intorno a noi non sembrava più così importante. Il mormorio di strane voci cessò. Anche le fiamme del fuoco sembravano danzare più lentamente, solo per non disturbare l'immobilità del momento. Il mondo è rimasto fermo!

Senza che me ne accorgessi, all'improvviso ci siamo guardati in faccia. Nel crepuscolo i suoi occhi azzurri sembravano così profondi che avrei voluto affogarci dentro. I suoi lineamenti luccicavano nel rosso e nel giallo del fuoco. Le accarezzo una ciocca di capelli dal viso con un dito e gliela spinsi dietro l'orecchio. Come da sola , la sua guancia si annidò contro il mio palmo. Lentamente ho avvicinato il suo viso al mio. Solo millimetri separavano le nostre labbra.

Il bacio ha scacciato tutto il freddo!

Le sue labbra erano così delicate e morbide che il tocco mi attraversò fino all'ultimo angolo del mio corpo. Aprii un po' la bocca e le sfiorai il labbro inferiore con la lingua. Come in attesa di quel piccolo segnale, mi fece entrare.

Il bacio iniziato così dolcemente divenne sempre più appassionato ed esigente. Mi salutò con la lingua e tra le nostre labbra iniziò una danza selvaggia, umida e calda. La sua mano mi accarezzava ancora la schiena. Potevo sentire le sue unghie che graffiavano il tessuto sottile della mia camicia. Le impronte che lasciano bruciavano calde come il fuoco accanto a noi.

Anche le mie mani hanno cominciato a esplorare il suo corpo.

Con la mia mano sinistra l'ho spinta un po' su e ho toccato la pelle morbida del suo ventre piatto. Ho messo la mia mano destra sulla sua coscia e ho iniziato a sollevare delicatamente la sua gonna. Ho sentito le sue mutandine con la punta delle dita. Ho strofinato lentamente il tessuto sottile che si estendeva sulle splendide curve dei suoi fianchi.

Mi guardò sorpresa mentre mi allontanavo da lei e mi alzavo. Si è messa subito di fronte a me.

Mi diede solo un bacio veloce e fugace prima di sdraiarsi sulla soffice sabbia della spiaggia. Distesa sulla schiena, i gomiti appoggiati in alto, mi ha presentato il suo corpo come per dire "vieni da me". Un sorriso giocava sulle sue labbra. Sembrava in grado di soddisfare ogni desiderio e desiderio che avessi mai avuto.

La luce tremolante del fuoco rendeva il suo viso quasi innaturalmente bello. L'intera scena sembrava più un sogno che la realtà. La sabbia soffice sotto di noi, il fuoco accanto a noi e le stelle sopra di noi.

Ma comunque, se è un sogno me lo godrò finché posso e ogni mezzo andava bene per me ora per non svegliarmi.

Senza perdere altro tempo o parole inutili, mi sdraiai accanto alla ragazza e cercai le sue labbra per un altro bacio. Le nostre lingue si ritrovarono in una danza appassionata.

Molto vicino ho sentito il suo corpo caldo e tremante. La sentii spingere verso di me. Le sue unghie erano di nuovo sulla mia schiena. Il suo seno morbido e pieno premette contro di me, il suo addome premette contro di me.

Sicuramente poteva già sentire la mia eccitazione penetrare nel tessuto dei miei pantaloni. Con ogni movimento del suo corpo si strofinava contro la mia erezione. Sembrava che le piacesse prendermi in giro.

Con uno scatto, mi avvolse una gamba intorno alla vita e mi tirò ancora più vicino a lei. Abbiamo dovuto interrompere il nostro bacio per un momento mentre mi premeva così forte in grembo.

Nella notte risuonò un comune gemito.

Restammo fermi per alcuni secondi, guardandoci dritti negli occhi, seguiti da un sorriso e da un suo rapido movimento. Si è arrampicata su di me e si è seduta sul mio addome.

La sua faccia mi diceva cosa voleva.

Si sbottonò lentamente la parte superiore mentre il suo bacino continuava a girare intorno al mio grembo. Questo movimento mi ha quasi fatto impazzire. Solo pochi strati di tessuto mi hanno impedito di penetrarla. Un rapido sussulto delle sue spalle e la camicetta scivolò a terra.

Mi sono chinato e le ho baciato il collo e la pelle non coperta dal reggiseno succinto. La sua mano dietro la mia testa mi ha tirato ancora più stretto tra i suoi seni.

Quel fastidioso pezzo di tessuto che voleva tenere le sue curve lontane da me doveva andarsene. Con le mie dita avide le palpai la schiena e le slacciai il fermaglio del reggiseno. Niente più ostacolava le mie carezze. Ho baciato la pelle morbida delle sue curve carnose e ho sentito come ogni contatto delle mie labbra inseguisse una nuova scossa elettrica attraverso il suo corpo. Un debole gemito le sfuggì dalle labbra mentre la mia lingua accarezzava per la prima volta uno dei suoi boccioli. Il suo corpo sussultò tra le mie braccia mentre le massaggiavo delicatamente i capezzoli con le labbra.

Ora ha cominciato a spogliarmi. Con movimenti decisi mi slaccia i bottoni della camicia. Senza essere ostacolato da materiale inquietante, ora sentivo le sue dita sulla mia pelle. Si chinò e mi baciò sul collo finché non raggiunse la mia bocca e ci baciammo di nuovo profondamente.

Poi ho sentito il suo corpo magro sdraiato su di me.

Il suo peso, il suo calore, la sua pelle.

Puro e genuino!

I nostri corpi si sfregavano l'uno contro l'altro così forte, come se volessimo essere una persona piuttosto che due persone separate. Le mie mani la accarezzarono sulla schiena e la tirarono ancora più vicino a me.

Poi le ho tirato su la gonna e le ho massaggiato le natiche sode. Le mie dita scivolarono delicatamente sotto il tessuto delle sue mutandine-

Ho lavorato delicatamente la pelle morbida e calda e l'ho sentita incontrare ogni mio movimento.

Troppo per me!

Perdendo ogni controllo, l'ho abbracciata forte e l'ho girata di nuovo sulla schiena. Gemendo, inclinò la testa all'indietro mentre le baciavo il collo.

Inarcò la schiena tesa mentre iniziavo a massaggiarle i seni con entrambe le mani e la mia bocca le baciava i capezzoli. Ci sono voluti solo pochi secondi di gioco della mia lingua prima che le tue cime si ravvivassero.

Le sue mani mi presero la testa.

Ora ha stabilito la direzione e la velocità con cui la mia tenerezza vagava sul suo corpo. Il suo stomaco si contraeva a ogni mio bacio successivo. Rimasi sul suo ombelico per un periodo particolarmente lungo perché qui sembrava molto sensibile.

Ogni piccolo bacio , ogni lingua, ogni respiro d'aria faceva rabbrividire il suo corpo sotto di me. Mi lasciò indugiare qui per meno tempo di quanto avrei voluto, prima che la pressione delle sue mani mi dirigesse inequivocabilmente più lontano verso il centro del suo piacere. Alzai lo sguardo con un sorriso malizioso mentre aprivo la gonna nera.

Con occhi impazienti aspettava la mia prossima azione.

Ho cominciato lentamente a tirarle giù le mutandine. Ha immediatamente alzato leggermente il bacino per aiutarmi.

Poi giaceva completamente nuda in balia dei miei occhi!

Era così bella!

Solo un bacio sulla sua coscia le fece tremare il corpo. Le mie labbra si alzarono lentamente. Ciascuno dei miei tocchi era accompagnato da un gemito che aumentava di tono e volume.

Anche i suoni del suo desiderio suonavano come musica per le mie orecchie. Ha allargato leggermente le gambe, mi ha dato più spazio e ha voluto facilitarmi l'accesso al suo centro.

Alla luce del fuoco vidi il bagliore umido che già circondava le sue fessure. Il suo profumo avvolse i miei sensi e si mescolò all'odore dell'erba soffice e del fuoco.

I suoi gemiti risuonavano come una canzone nel mio orecchio mentre la mia lingua accarezzava per la prima volta le sue labbra gonfie. Ho ripetuto questi movimenti alcune volte e ho osservato con interesse come la sua schiena si raddrizzava sempre di più. Spinse il bacino contro di me sempre più selvaggiamente e i suoi gemiti diventarono sempre più forti.

Era già molto vicina al limite del suo climax.

Quando le mie labbra circondarono la sua perla e senza preavviso penetrai nella sua vagina con due dita, passarono solo pochi secondi prima che l'orgasmo la invadesse.

Ondate di piacere percorsero tutto il suo corpo. I suoi muscoli pelvici circondavano ritmicamente le mie dita come se volesse tirarmi più dentro di sé.

Sembrò passare secoli prima che la sua lussuria si placasse lentamente e la presa sulle sue gambe si rilassasse.

Senza interrompere il contatto tra le mie labbra e la sua pelle, leccai lentamente il suo corpo. Le lascio assaporare il sapore della sua lussuria dalla mia lingua.

Completamente rilassata, ora era sdraiata sotto di me e ricambiò il mio bacio mentre mi teneva debolmente avvolta tra le sue braccia.

Le fiamme accanto a noi erano quasi scomparse, ma il freddo della notte non poteva danneggiare i nostri corpi surriscaldati a quest'ora.

I nostri corpi si rannicchiavano vicini.

Lentamente mi sono tolto i pantaloni. Osservava tutto con occhi curiosi. Il tessuto sottile dei miei pantaloncini era ormai tutto ciò che ostacolava la nostra unione.

Il suo respiro accelerò mentre studiava il rigonfiamento delle mie mutandine. Poi ha spinto le sue parti intime con fermezza contro i miei pantaloncini e ha iniziato a strofinarsi contro di me.

Ho sentito la lussuria nel mio corpo quasi dolorosamente. Ogni battito del mio cuore sembrava servire solo a pompare più sangue nel mio pene eretto sporgente.

Le sue mani scivolarono lungo la mia schiena fino alla cintura delle mie mutandine. Ha tirato giù lentamente il tessuto su di me per cancellare quest'ultimo confine tra noi.

Con cautela, per assaporare il nostro desiderio il più a lungo possibile, mi sdraio su di lei. Mi sono appoggiata sui gomiti per non appoggiare tutto il mio peso su di lei e sentire ancora tutto il suo corpo contro la mia pelle.

Alcune volte ho lasciato che il mio glande scivolasse lungo la sua fessura. Ogni volta le dividevo un po' di più le labbra e le penetravo più a fondo.

Non riuscivo a contenere la mia aspettativa!

Con un movimento improvviso del mio bacino ero dentro di lei!

Ho sentito il suo calore umido avvolgermi, spingendo contro il mio membro.

I nostri gemiti congiunti erano l'unico suono in quel momento. Per la seconda volta quella notte, la nostra musica ha riempito l'area. Nessuno di noi era interessato a chi ci stava ancora ascoltando. Tutto ciò che contava eravamo noi e i nostri sentimenti reciproci.

Per un momento siamo rimasti immobili e ci siamo goduti il momento della nostra unione.

Poi ho cominciato a muovermi dentro di lei e l'ho sentita seguire il ritmo delle mie spinte.

Tutto il suo corpo si sfregò contro di me.

Inclinando la testa all'indietro, mi presentò il suo bel collo. Come da sola, le mie labbra vi scivolarono sopra, coprendo di baci la pelle delicata.

Ho accelerato un po' il ritmo e ho potuto sentire la tensione crescere in ogni muscolo del suo corpo. Ha cercato di allargare le gambe sempre di più per sentire il mio pene ancora più in profondità dentro di lei.

La sua caverna bagnata mi circondava sempre più stretto.

Ogni movimento aumentava il nostro piacere, accelerava il nostro ritmo e ci avvicinava a un climax condiviso. Solo una linea sottile ci separava dall'euforia redentrice dell'orgasmo. Mi avvolse di nuovo con le gambe e con uno scatto violento mi attirò ancora più a fondo.

Con questo movimento, in questo momento era giunto il momento!

I gemiti della nostra esplosione congiunta riempirono la notte.

Gli uccelli hanno preso il volo e il fuoco che si era spento da tempo divampa per noi un'ultima volta.

Ogni muscolo è stato teso fino al punto di rottura.

Ogni pensiero aveva lasciato la mente per far posto a questa sensazione travolgente!

La luna e le stelle ci sorridevano. La notte cambiò di nuovo mentre giacevamo esausti e felici accanto alle restanti braci del braciere.

L'aria fresca si è fatta strada nelle nostre membra. Sebbene tutto in me fosse riluttante a liberarla dalle mie braccia, mi sono alzato e, nudo com'ero, sono andato verso la mia borsa da spiaggia. Presi due coperte e tornai di corsa da lei.

Mentre ascoltavo nell'oscurità, potevo sentire altri amanti gemere. Per la seconda volta oggi, la nostra musica ha incantato i nostri ascoltatori. La nostra canzone insieme aveva portato il nostro desiderio e brama per un'altra coppia amorevole.

Nel frattempo aveva messo la legna rimanente sulla brace e aveva acceso di nuovo il fuoco.

Non abbiamo detto una parola inutile.

I sorrisi sui nostri volti si dicevano tutto quello che serviva. Con una piacevole fusa si è annidata tra le mie braccia. Avvolsi le coperte intorno a noi entrambi e sapevo che nessuna notte, per quanto fredda, avrebbe potuto portarci via il calore di questo momento.

Ci siamo addormentati accanto al fuoco, abbracciati.

Custodito dalle stelle e avvolto da una notte meravigliosa.

# 2

## VACANZE IN TURCHIA!

Volare da solo in vacanza?

Volare da sola in Turchia come una donna bionda e molto attraente?

Sembra strano, ma è così che è successo!

Come mai? non lo so più.

Era agosto dell'anno scorso. Il mio capo mi ha dato due settimane di lavoro ridotto perché non c'erano abbastanza ordini durante i mesi estivi.

Le mie amiche non hanno potuto ottenere una vacanza con così poco preavviso. Non avevo un ragazzo fisso.

Allora cos'altro c'era da fare per me?

Trascorri l'intera giornata da solo a Monaco?

No, non me la sentivo di farlo.

Così sono andato in un'agenzia di viaggi e ho chiesto informazioni su un'offerta last minute economica.

Tacchino!

Solo in Turchia c'era un hotel gratuito e un volo economico.

Non ci ho pensato due volte e ho prenotato il viaggio.

L'hotel era su una spiaggia vicino ad Antalya.

Mi sembrava meglio di dieci giorni a Monaco.

Allora: fai le valigie e vai in aeroporto.

Il volo è durato solo quattro ore e la corsa in autobus per l'hotel è stata solo un'ora.

Poi finalmente sono arrivato.

Solo in Turchia!

Alto, magro con lunghi capelli biondi.

A quanto pare ho attirato la mia attenzione quando ho fatto il check-in, perché ho sentito dei fischi polifonici.

Ma non ho visto nessuno!

Ok, è stato difficile ignorarmi. Avevo selezionato i miei vestiti estivi prima della partenza, un reggiseno di sostegno, una t-shirt senza pancia e schiena, pantaloncini di jeans, perizoma e solo scarpe da ginnastica.

Allo stesso tempo, erano arrivati molti ospiti, quindi ho portato la mia valigia in camera da solo. Già alle 13:00 riuscii a disfare la valigia e decisi di andare subito al mare.

Mi sono cambiata in una larga maglietta gialla, perizoma nero, boxer neri e infradito, portando con me asciugamani e crema solare. Ho lasciato la chiave alla reception e mi sono diretto verso il mare.

Naturalmente, ho dimenticato il mio documento d'identità dell'hotel, che mi dava bevande gratuite, nella mia stanza.

Non importa, ho pensato tra me e me e ho sentito di nuovo questo fischio.

Questa volta ho potuto distinguere due impiegati dell'hotel!

Ho dovuto sorridere interiormente perché entrambi i ragazzi erano alti al massimo 160 cm e quindi quasi otto centimetri più bassi di me.

Ma finché mi hanno lasciato in pace, dovrebbero fischiarmi.

Arrivato in spiaggia in questo momento ho avuto un grosso problema a trovare un lettino gratuito. Ho chiesto a un impiegato dell'hotel che ha spiegato che c'era un lettino per ogni ospite. Mi ha mostrato la posizione approssimativa di dove doveva essere il mio.

Dopo una breve ricerca ho finalmente trovato il lettino con il mio numero di camera. Tutti i posti accanto a me erano occupati.

Poi ho iniziato a scremarmi. Il sole in Turchia ad agosto era molto forte, quindi ho deciso di sdraiarmi all'ombra.

"Devo metterti una lozione sulla schiena?"

Fui quasi sorpreso quando una voce maschile risuonò proprio accanto a me.

Mi sono seduto e all'inizio sono rimasto senza parole.

Davanti a me c'era l'uomo dei miei sogni!

Magro, alto, muscoloso con corti capelli neri.

vabbè !

Non può essere vero, pensai e deglutii.

Ha notato la mia incertezza e ha sorriso.

"Ti ho spaventato?" chiese con tono gentile.

"No, no," balbettai in risposta.

Mi sono reso conto che mi stavo comportando come una ragazza pubescente che incontra un ragazzo per la prima volta.

Ho dovuto cambiarlo rapidamente perché ero turbato dal suo aspetto.

Mi sono messo una mano in tasca e gli ho passato la mia crema solare.

"Mi piacerebbe", dissi. "Ma solo se posso mettere la lozione anche su di te."

Rise e rispose con una voce sonora e melodiosa.

"Questo è quello che stavo per chiedere comunque."

"Va bene, allora comincio io," dissi, alzandomi e stando in piedi accanto a lui. "Sdraiati a pancia in giù."

Ha accolto volentieri la mia richiesta. Mi inginocchiai accanto a lui e iniziai lentamente a scremare la sua schiena muscolosa.

Ho fatto scorrere delicatamente le dita sulla sua pelle e ho sentito un brivido attraversargli il corpo, sembrava che se ne stesse godendo.

Adesso era il mio turno e dovevo sdraiarmi a pancia in giù. Ho tirato i capelli in avanti così la mia schiena era nuda.

Mi ha ripagato!

Molto, molto teneramente mi ha massaggiato la crema solare. Mi è piaciuto, ma era un po' sfacciato e per sbaglio mi ha accarezzato il seno di lato, che era già evidente.

I miei capezzoli si sono induriti!

Ma è diventato un esploratore. Mi accarezzò la spina dorsale con la punta delle dita, ora tremavo attraverso il mio corpo.

Non mi ero ripreso da quello quando mi ha cremato con cura le natiche.

Ho stretto i denti per non gemere!

In realtà, avrei dovuto smetterla.

Ma perché?

Mi piaceva ed era l'uomo dei miei sogni prima non realizzati.

Anche se ho pensato brevemente: tu non sai niente di lui, nemmeno il suo nome!

Sono stato strappato via da questi pensieri quando mi ha scremato felicemente le cosce, l'interno delle gambe.

Quando poi mi ha toccato anche l'incavo delle ginocchia in modo particolarmente intenso, ho dovuto mordermi di nuovo il labbro per non gemere.

"Ora va bene", dissi deliberatamente sfacciato, a cui lui rispose che aveva la sensazione che mi fosse piaciuto molto.

Proprio in quel momento lo guardai e arrossii!

Mi ha sorriso e ha detto che il rosso mi sta molto bene. Mi sono raccolto e l'ho ringraziato.

"Sono Tobias", si è poi presentato.

"Laura" risposi.

"Sei arrivato solo oggi, vero?"

"Sì, solo un'ora fa."

"E subito ti ho trovato. Questo è il mio giorno fortunato", disse, sorridendo.

Abbiamo parlato di tutte le cose di Dio e siamo andati subito d'accordo. Poi ho avuto sete.

Mi ha invitato ad andare con lui al bar sulla spiaggia. Mi sono infilato la maglietta e siamo andati al bar. Ci siamo seduti vicini, le nostre ginocchia che si toccavano.

Un brivido percorse il mio corpo.

Ma intanto non importava neanche a me, lui ha ordinato per noi e abbiamo brindato a vicenda. Abbiamo fatto una bella chiacchierata, le sue dita mi accarezzavano il braccio o la coscia di tanto in tanto.

Ho sentito la pelle d'oca ogni volta.

Avrei potuto ascoltarlo per sempre, la sua grande voce mi ha affascinato. Il tempo è volato. Quando il sole iniziò a tramontare, si rese conto che era ora di andare nelle stanze e cambiarsi per cena.

Abbiamo preso le cose dai divani, siamo entrati in albergo e siamo saliti in macchina fino alle stanze. Abitava sullo stesso piano.

Ho fatto una lunga doccia, poi ho indossato un reggiseno leggermente di sostegno, una camicetta bianca, una minigonna nera, un perizoma bianco e décolleté bianche con i tacchi alti.

Così ho aspettato e presto si è sentito bussare.

Ho aperto rapidamente la porta e lui era lì in piedi di fronte a me.

Indossava una camicia bianca, i bottoni in alto slacciati e pantaloni neri eleganti. Stava davvero bene e mi sorrideva.

Mentre scendevamo dall'ascensore, mi sussurrò teneramente all'orecchio.

"Sei bellissima."

Ci hanno mostrato il tavolo e abbiamo mangiato un boccone. Sono stato contento quando abbiamo potuto lasciare il ristorante. Si stava già facendo buio e mi chiese se dovevamo fare una passeggiata sulla spiaggia.

Ho accettato felicemente, come avevo sempre immaginato una situazione del genere, camminando con l'uomo dei miei sogni sulla spiaggia al chiaro di luna sotto un cielo limpido e stellato.

Senza chiedere, mi prese la mano. Camminammo lentamente e senza parole verso la spiaggia, il cuore che mi batteva in gola.

L'acqua increspava dolcemente e le stelle brillavano.

Avevo programmato di dirgli così tanto, mi sono girata verso di lui, ci siamo guardati e non riuscivo a sentire un suono.

Mi sorrise e annuì, come se sapesse che volevo dirgli qualcosa. Avevo la gola stretta, quindi l'ho abbracciato e baciato forte sulla bocca.

Adesso sembrava sorpreso.

Ho guardato nei suoi occhi scintillanti e ho capito che era quello che stavo sempre cercando.

Ha ricambiato velocemente il mio bacio. Molto, molto tenero e gentile.

Il bacio sembrava durare per sempre. Quando le nostre labbra si aprirono, camminammo senza parole lungo la spiaggia.

Mi ha eccitato la sua vicinanza. Il tessuto delle mie mutandine era già attaccato alle mie labbra.

Lo volevo!

Ma potrei semplicemente dirlo?

Quando abbiamo raggiunto l'hotel, l'ho preso per mano e l'ho trascinato nella mia stanza. Ho aperto la porta e pochi secondi dopo eravamo nel mio letto.

Ero sdraiato, lui era seduto sulla mia pancia e aveva premuto le mie mani a destra ea sinistra della mia testa.

"Ora ti torturerò a morte", sussurrò amorevolmente.

"Puoi fare qualsiasi cosa con me", risposi, respirando velocemente. "Sono solo tuo!"

Mi baciò, mi mordicò le orecchie, mi solleticava il collo.

Presto rimanemmo senza fiato.

Con una mano slacciò i bottoni della mia camicetta e giocò intorno ai miei capezzoli con la punta delle dita dell'altra mano. La sua lingua ha conquistato la mia bocca. gemevo appassionatamente.

Ora gli ho aperto anche la maglietta e l'ho tolta.

Mi baciò il seno, prese i miei capezzoli tra i denti e li mordicchiò teneramente. Un brivido dopo l'altro mi percorse il corpo, le mie dita intanto avevano scavato nella sua schiena.

Ora mi ha strappato la minigonna e il perizoma con un coglione e mi ha tenuto nuda a sua disposizione.

Mi guardò attentamente. I suoi occhi si soffermarono a lungo sul mio triangolo biondo di peli pubici. Ho allargato le cosce e gli ho dato una visione chiara della mia fessura.

"Sei favolosa."

Adesso era pieno di passione!

I suoi pantaloni e mutandine sono atterrati vicino al letto.

Ora gli ho chiesto di sdraiarsi.

Gli accarezzai lo stomaco, il petto, giocai intorno al suo pezzo migliore e vidi come si erigeva il suo pene.

Presi con cura il suo cazzo in mano, gli tirai indietro il prepuzio e gli mordicchiai il glande. Questo non lo ha lasciato freddo. Si è fatto duro e si è lamentato.

Ora giocavo intorno al suo glande con la lingua e gli tiravo l'asta con la mano. Poi l'ho messo in bocca e ci ho giocato con la lingua. Ho mosso la testa su e giù, il suo bacino ha fatto lo stesso, riempiendomi completamente la bocca.

Poi si è girato in modo che potessimo prendere la posizione 69. Ha lavorato sulla mia vagina pelosa bionda con le dita, le labbra e la lingua. Sembrava anche che gli piacesse particolarmente il mio ano. Ancora e ancora mi baciò e leccò lo sfintere.

Improvvisamente ho sentito il suo corpo iniziare a contrarsi.

Il suo cazzo arrapato vibrava e sembrava esplodere!

Poi ha raggiunto il suo climax e mi ha pompato il suo sperma caldo in gola. Ho ingoiato tutto e ho capito che il suo membro non ha perso la durezza!

Era ancora operativo.

L'uomo dei miei sogni aveva un cazzo da sogno!

Ci siamo guardati ridendo.

Scivolai un po' in avanti e dimenai il culo in modo invitante.

Sembrava aver capito la mia richiesta e non tardava ad arrivare. Lo sentii raddrizzarsi e posizionarsi dietro di me. Il suo duro fallo sfregò attraverso la mia fessura bagnata.

Con una sola, forte spinta, mi penetrò completamente.

Ho urlato la mia lussuria ad alta voce!

Avevo bisogno di questo ora!

Senza sentimento e tenerezza mi ha sbattuto forte.

Si sporse in avanti e fece roteare i miei capezzoli duri con le dita.

Ho urlato di piacere!

Quindi all'inizio non ho notato come ha spinto il suo glande attraverso il mio sfintere. Volevo voltare le spalle, contorcermi, ma non avevo possibilità.

Con una forte spinta è penetrato completamente nel mio intestino!

Mi ha fottuto nel culo la nostra prima notte.

Quanto è stato bello?

Il mio sogno. Finalmente si avvera.

Nel mio cuore sono una cavalla anale sottomessa e voglio essere presa duramente.

Ce l'ha fatta!

Mi ha fottuto così forte nell'ano che avevo già paura che mi strappasse la coccarda.

Dopo due o tre spinte, il dolore ha lasciato il posto a un piacere sconfinato e ho capito che sarei tornato presto. Anche il suo cazzo si è contorto nel mio intestino, ma ha continuato a scoparmi con spinte calme per molto tempo.

Poi è arrivato il momento!

Siamo venuti entrambi nello stesso momento, in un orgasmo quasi infinito.

"Puttana arrapata," sussurrò amorevolmente. "Sdraiati a pancia in giù."

"Ma sono esausta e voglio coccolarmi", ho risposto.

"Sdraiati a pancia in giù!" ordinò più severamente.

L'umidità gocciolava dalle mie labbra, il suo tono autoritario mi rendeva così eccitato.

Così mi sono sdraiato a pancia in giù e ho allargato le gambe. Poi mi ha infilato due dita della mano sinistra nel culo e ha iniziato a scoparmi. Con l'altra mano mi massaggiò il clitoride.

Di nuovo ero vicino all'orgasmo.

Quando poi mi ha accarezzato le labbra e il clitoride, mi ha fottuto ancora più forte nel culo con le dita, è stato fatto.

È successo quello che non avrei mai creduto possibile.

Ho avuto l'orgasmo più forte della mia vita.

I sentimenti che correvano attraverso il mio corpo non si fermavano. Sussultai dappertutto come un pesce fuor d'acqua.

Dopo che sono atterrato di nuovo sulla terra, ci siamo abbracciati e baciati. Ci siamo fatti una doccia insieme e ci siamo insaponati a vicenda.

Sono volato in Turchia da solo e non me ne sono pentito.

Posso quindi consigliare a tutti questa bellissima meta di vacanza!

# 3

## *MOGLIE INFEDELI A BELEK!*

Finalmente di nuovo le vacanze!

Dopo i lunghi mesi piovosi a Monaco, non vedevamo l'ora del caldo sole della Turchia,

Sebbene avessimo deciso di non andare mai in vacanza nello stesso posto due volte, l'anno scorso ci siamo divertiti così tanto a Belek che abbiamo prenotato una seconda volta.

Oh sì, non mi sono ancora presentato.

Mi chiamo Marcel, ho 29 anni e purtroppo sono alto solo 172 cm. Soffro molto per la mia bassa statura. A peggiorare le cose, ho anche un pene piccolo. Dal momento che non faccio sport, la mia figura non può essere definita attraente.

Ma i miracoli accadono nella vita!

Ero sposato con una donna da sogno assoluta. Jennifer, chiamata Jenny in breve, è molto magra, ha lunghi capelli biondi e un busto immediatamente accattivante di 80 D. È molto orgogliosa del suo aspetto, in particolare dei suoi capelli, e si prende cura di se stessa di conseguenza. È un'impiegata fiscale addestrata e lavora ancora nell'ufficio delle imposte dove ha completato il suo apprendistato.

Che una tale donna da sogno mi abbia sposato è stato un vero miracolo!

Viviamo a ovest di Monaco, stiamo insieme da cinque anni e siamo sposati da sei mesi. Non avevamo tempo per una luna di miele allora, quindi abbiamo rimediato in Turchia.

Tacchino!

Ora sapevo perché mia moglie voleva davvero andare in Turchia.

Ora so che Jenny era amica di un turco quando era giovane, che l'ha anche deflorata. Stava uscendo con Kenan per due anni e aveva una cotta sessuale per lui. Ha fatto tutto quello che voleva, addestrato come un cucciolo. Con dispiacere dei suoi genitori, si parlava già di matrimonio. Ma il suo ragazzo all'epoca cedette alle sollecitazioni della sua famiglia e finì per sposare una ragazza turca. È successo durante una cosiddetta vacanza in Turchia, proprio con i suoi genitori, nel villaggio da cui provengono. Filettato dai suoi parenti che hanno scelto anche la sposa.

È stata una grande delusione per Jenny ei suoi genitori avevano paura che si sarebbe fatta del male.

Non ne sapevo nulla , altrimenti non avrei prenotato una vacanza in Turchia.

Ho incontrato Jennifer al lavoro. L'ufficio delle imposte dove lavorava ha fatto anche la mia dichiarazione dei redditi. Un giorno ho trovato il coraggio di invitarla. Mi accettò e mi sposò cinque anni dopo.

Come so oggi, non ha mai dimenticato il ricordo del suo ragazzo turco.

All'inizio della nostra relazione avevo dei dubbi sul fatto di poterla davvero accontentare con il mio pene piccolo, perché purtroppo misura solo dodici centimetri e non è particolarmente spesso.

Quando le ho chiesto di questa mia debolezza fisica, ha semplicemente riso e ha detto che non importava affatto. Dipenderebbe solo da come l'hai fatto. È importante in tutto ciò che vi trattate allo stesso modo e, naturalmente, teneramente. Era stufo del predominio e del comportamento maschilista del suo primo ragazzo. L'amore è in primo piano in una collaborazione, nel rispetto e nella fiducia reciproci, che rispondi ai desideri del tuo partner, li prendi sul serio e non lo tratti come una persona inferiore, come uno schiavo.

Le ho creduto in ogni parola.

Non importava che il mio pene fosse piccolo.

Le ho creduto in ogni parola.

Quanto ero ingenuo?

Ma amavo mia moglie, quindi mi fidavo delle sue parole. Non mi ero pentito per un momento di essere stato con lei in cinque anni. Secondo me, abbiamo anche avuto una vita sessuale piena e soddisfacente ed eravamo molto felici insieme. Se c'erano problemi, ne parlavamo e quindi non litigavamo quasi mai.

Ero sicuro di aver soddisfatto mia moglie a sufficienza.

Ero davvero molto ingenuo!

Ora eravamo in Turchia e avevamo due meravigliose settimane di vacanza davanti a noi qui sulla riviera turca. Il trasferimento da Antalya è durato solo mezz'ora, quindi siamo arrivati in hotel intorno alle 13:00

Grazie a dio solo un'altra coppia è scesa dall'autobus oltre a noi, quindi non c'era folla alla reception. La camera era già pronta e siamo riusciti subito a disfare le valigie.

La camera era perfetta. Si trovava al terzo piano di un'ala a tre piani sul lato sinistro del complesso. Il balcone si affacciava sul giardino con vista ininterrotta sulle palme fino al mare. Il tempo era buono, non una nuvola nel cielo azzurro, l'aria era di 28 gradi, il mare era ancora un po' freddo all'inizio dell'estate, ma c'era una piscina riscaldata. Li abbiamo incontrati di nuovo, tutti i dipendenti dell'hotel con cui eravamo stati in stretto contatto nell'ultimo anno e anche loro ci hanno riconosciuto e accolto calorosamente.

Niente dovrebbe disturbare la nostra vacanza!

Volevamo solo rilassarci e distenderci, volevamo solo uscire e le uniche attività oltre all'amore, al cibo e alle bevande dovrebbero essere un po' di esercizio, oziare al sole e brevi passeggiate sulla spiaggia.

La sera dopo cena mia moglie voleva fare shopping. Tutto quello che dovevamo fare era lasciare l'hotel e attraversare la strada. Sul lato opposto c'era un negozio dopo l'altro. C'erano gioiellerie , ottici, farmacie, negozi di abbigliamento e molti altri.

Conoscevamo il più grande negozio di jeans e t-shirt dell'anno scorso. Avevamo già comprato parecchie cose qui e abbiamo sempre ricevuto ottimi consigli.

Jenny voleva andare in questo negozio!

Non mi sono preoccupato perché ricordavo il proprietario come molto cordiale.

Abbiamo snocciolato vari negozi, ma alla fine siamo tornati al negozio di jeans e vestiti di Hasan .

È qui che Jenny voleva andare!

Lei sorrise.

Quanto ero ingenuo allora?

L'amichevole turco ci ha subito invitato a un raki . Abbiamo accettato con gratitudine questa usanza turca.

Ci siamo seduti nel retro del negozio e in venti minuti abbiamo abbattuto tre colpi di raki .

Come sono amichevoli i turchi.

Come siamo ingenui noi mariti tedeschi!

C'erano due divani in pelle sul retro del suo negozio e ci sedemmo uno di fronte all'altro. Hasan , il proprietario di 35 anni, oggi è stato estremamente generoso con il suo raki . Come sempre, era molto amichevole e affascinante. Tuttavia, sembrava molto dominante in tutto il suo aspetto, con il suo carisma. È alto circa 1,84 ed è un po' tozzo. Con i suoi occhi scuri è un vero donnaiolo e ne è orgoglioso. Si descrive come lo "stallone di Belek ".

Dopo il sesto giro di raki , mi ha detto, in modo molto confidenziale, ma in un modo che Jenny poteva sentire,

"Marcel, ho un martello nei pantaloni così grande che una volta che ci scopo una donna, non riesce a liberarsi del mio cazzo."

Conosci quei detti.

I turchi di solito hanno una fiducia in se stessi esagerata con poco background. Tuttavia, continuava a fissare i seni enormi di Jenny. Mi ha infastidito! Voleva letteralmente che lei lo raccontasse a se stesso. Dopo le sue parole lo guardò molto intensamente e aveva uno strano bagliore negli occhi. Se fosse solo l'alcol o il contenuto erotico della sua dichiarazione, non potevo dirlo senza dubbio. Tuttavia, niente di tutto questo suscitò rabbia o gelosia, ma anzi mi rese, forse per il leggero brillo che già provavo, in qualche modo orgoglioso che mia moglie gli avesse fatto una tale impressione. E di nuovo abbiamo bevuto un giro di raki e Hasan il suo tè alla mela.

L'area salotto su cui ci siamo seduti è stata organizzata in modo intelligente. Probabilmente era nel negozio, ma non era visibile dall'ingresso.

Ora Chloé scese le scale dall'ufficio di Hasan e si sedette con noi. Chloé , una donna svizzera molto attraente, ha trascorso la sua terza vacanza a Belek . L' abbiamo sempre incontrata qui da Hasan durante i tre viaggi di shopping e l'abbiamo conosciuta un po'. Sembrava fissata direttamente su Hasan .

Chloé era bellissima con lunghi capelli castano scuro e una figura straordinaria con un busto enorme. Oggi indossava una maglietta succinta che metteva in risalto i suoi seni. Si capiva dai capezzoli sporgenti che non indossava il reggiseno.

Indossava anche una minigonna attillata e tacchi alti. L'intera cosa sembrava calda, ma aveva un tocco leggermente da troia.

Per prima cosa bevve un grande sorso di raki da un bicchiere d'acqua. Hasan si attenne al suo tè alla mela.

poca attenzione a Chloé , fissando invece con aria di sfida i seni di mia moglie. Jenny indossava una camicetta leggermente trasparente senza reggiseno, una sottile giacca di lino sopra, jeans e scarpe aperte con i tacchi bassi. Ora che era seduta sul divano, la sua giacca era leggermente aperta in modo che i suoi seni potessero essere visti chiaramente sotto la camicetta trasparente.

Non ha mostrato vergogna.

Anzi!

Ho avuto l'impressione che le piacesse davvero potersi presentare così.

I suoi capezzoli erano duri e premuti contro il tessuto della camicetta.

Quando abbiamo lasciato l'hotel, avevo notato che, contrariamente alla sua normale abitudine, non indossava il reggiseno. Ma non me ne preoccupavo perché faceva molto caldo.

Quanto può essere ingenuo un uomo sposato?

Ma mentre Hasan fissava i seni appena coperti di mia moglie, mi sono ricordato che l'anno scorso, quando lo abbiamo salutato, le ha detto che quando torniamo a trovarlo, non dovrebbe più indossare il reggiseno.

Sono rimasto un po' sorpreso dal fatto che avrebbe implementato una richiesta del genere, come un ordine!

O è stata solo una coincidenza?

Ma non potevo e non volevo pensarci, e non avevo nemmeno il tempo per farlo perché Hasan iniziò l'attacco successivo in quel momento.

Sempre fissando il seno di Jenny mi ha detto:

“Hai una cagna arrapata! Ha delle super mammelle, davvero fantastiche per una spagnola. Dille di togliersi la giacca e di slacciare altri due bottoni sulla camicetta!"

Fermare! Fermare!

Ho pensato e avrei dovuto protestare.

Almeno avrei dovuto alzarmi e lasciare il negozio con Jenny.

Ma cosa ho fatto?

Niente!

A causa del mio consumo di alcol ormai un po' avanzato e anche a causa della situazione calda, mi mancavano le parole giuste.

Naturalmente, all'inizio sono rimasto un po' scioccato dal linguaggio volgare di Hasan e da quello che mi chiedeva.

Mia moglie dovrebbe sbottonare più bottoni sulla camicetta!

Non e possibile!

Poi, dopo un breve momento di riflessione, l'ho trovato emozionante. L'istruzione per lei, che dovrei chiederle di presentarsi ancora di più qui in negozio, è stata un po' audace. Ma non potevo negare alla situazione qualcosa di formicolio. Inoltre, non volevo fare coming out con Hasan come un guastafeste soffocante.

Sulla spiaggia mentre prendeva il sole, ha mostrato la pelle ancora più nuda!

Ora qui nel negozio di Hasan era probabilmente un po' diverso, ma l'idea di vedere la mia Jenny seduta qui con il seno quasi nudo mi ha fatto arrapare un po'.

Ho guardato nella direzione di Jenny.

"Fai quello che Hasan ha appena chiesto, perché anch'io penserei che sarebbe fantastico se potessimo vedere meglio le tue tette!"

Sia per il modo di parlare volgare, che ora avevo adottato anch'io, sia per le istruzioni su cosa fare, dapprima mi guardò incredula. Nei suoi occhi lucidi, segnati dall'alcol, tollerava anche meno di me, ma potevo anche vedere un'espressione di avventura e lussuria.

Le feci un severo cenno del capo per sottolineare la richiesta.

Capì, prima mi sorrise, poi ad Hasan , si tolse la giacca e poi si slacciò i due bottoni successivi della camicetta come richiesto.

Noi tre li abbiamo guardati e Hasan ha detto che sarebbe stato qualcosa da cui cominciare.

Jenny ha inarcato la schiena e quindi ha presentato i suoi seni ancora di più. Ora potevi vedere i seni semi-spogli, l'inizio delle areole e i suoi capezzoli duri, che spingevano attraverso il tessuto. Il tessuto sottile non copriva davvero i capezzoli e il resto delle sue tette.

Poi ci fu un altro giro di raki , in cui anche Hasan ne bevve uno. Poi posò il bicchiere sul tavolo e si rivolse a Chloé .

"Il suo vestito è meglio così, vero?"

La graziosa svizzera esaminò mia moglie prima di rispondere seccamente: "I pantaloni sono fastidiosi! Nessuna donna con gambe così snelle dovrebbe indossare i pantaloni. Ecco per cosa sono state inventate le gonne!"

Hasan annuì.

"Hai ragione!"

Si alzò e andò in una stanza attigua. Quando tornò aveva in mano una minigonna di pelle.

Mi ha guardato e mi ha lanciato la gonna.

"Dì alla tua puttana bionda di togliersi i pantaloni e tutti i pantaloni che indossa. Poi dovrebbe mettersi la gonna e solo la gonna, capito?"

ero indignato!

Ero scioccato!

Il turco ha chiamato la mia bella Jenny una puttana bionda!

sono diventato duro!

Poiché il mio pene era così piccolo, gli altri non potevano vedere il piccolo rigonfiamento nei miei pantaloni. Ma potevo sentire il mio cazzo duro strofinarsi contro le mie mutandine.

Tuttavia, il suo desiderio è andato troppo oltre!

Stavo per alzarmi per farla finita quando Jenny si avvicinò e prese la minigonna. Si alzò e barcollò leggermente verso lo spogliatoio. Ora la fissavo incredulo.

Proprio mentre stava per chiudere il sipario, vide Hasan scuotere la testa.

Lasciandolo aperto, si girò e si tirò giù i pantaloni. Dato che si è chinata, abbiamo potuto ammirare il suo gran culo nudo sottolineato dal perizoma. Con mio stupore, questa espressione volgare divenne sempre più normale anche nella mia mente.

Ci ha dato uno sguardo vivace da sopra la spalla e ha scosso un po' il sedere. Poi si tolse completamente i pantaloni e afferrò la cintura delle sue mutandine. Lentamente ed eroticamente tirò giù il perizoma.

Di nuovo mosse il culo mentre si chinava. Ora potevi persino vedere le sue labbra bionde e pelose tra le sue cosce.

"Guarda questa troia arrapata", mi ha detto Hasan , leccandosi le labbra. L'ho riconosciuto con un cenno del capo, come se fosse la cosa più naturale al mondo per la mia ragazza mostrare la sua vagina.

Completamente nuda dal basso, si è girata e ci ha presentato il suo cespuglio biondo. Poi si tirò su lentamente la gonna.

"Semplicemente fantastica questa fica pelosa bionda. Le nostre donne hanno tutte peli pubici marrone scuro o neri", ha detto Hasan .

Anche io non riuscivo a distogliere lo sguardo da mia moglie durante questa esibizione. Dimenticata la mia rabbia per il linguaggio volgare di

Hasan , pensai e parlai con le sue parole.

La situazione era semplicemente acuta!

Ho notato chiaramente il rigonfiamento nei miei pantaloni. Anche Hasan se ne accorse e mi sorrise.

"Ti piace quando la tua bella troia si mostra davvero eccitata?" Egli ha detto.

Ho appena annuito!

Ero incredibilmente eccitato quando parlava di lei in un modo così volgare e sporco.

"Sì, mia moglie può essere una troia davvero arrapata", mi sono sentito dire.

Questo è quello che ho detto?

Ero fuori di me adesso.

Jenny tornò e si sedette accanto a me, quindi di nuovo di fronte ad

Hasan sul divano. Abbiamo poi bevuto un altro giro di raki .

Stava per incrociare le gambe quando Hasan scosse di nuovo la testa.

Guardò con aria di sfida l'orlo della gonna di mia moglie.

"Dì alla tua puttana di non incrociare mai più le gambe e dille anche di allargare le gambe così posso vedere meglio la sua fica puttana."

"Hai sentito cosa fare," dissi, la mia voce roca.

Jenny mi guardò negli occhi, spostò un po' il sedere in avanti e allargò le gambe. È stato bello come ha continuato a guardarmi negli occhi e ha eseguito obbedientemente l'ordine. Tutti ora potevano vedere le sue labbra luccicanti bagnate sotto la gonna che era scivolata su. Anche i suoi peli pubici biondi luccicavano bagnati.

Mia moglie era entusiasta!

Era così bagnata che il suo sperma trasudava tra le sue labbra e le scorreva lungo le gambe.

"Giusto!" disse Hasan .

Nello stesso momento in fondo venne un commesso. Si rivolse ad Hasan in turco.

Jenny ed io siamo rimasti sorpresi da questo. Si raddrizzò velocemente di nuovo a sedere, tirò la gonna a destra e appoggiò la mano sinistra sulla camicetta aperta per coprirsi un po' il seno.

Hasan si alzò e andò al fronte con il venditore. Poco dopo tornò con uno strano uomo. Si scambiarono alcune parole e Hasan gli chiese di sedersi sul divano di pelle. Dal suono delle parole, l'uomo deve essere russo. Così si sedette accanto a Chloé , nello spazio che Hasan aveva lasciato libero, con una visuale diretta di mia moglie.

Hasan era in piedi dietro di lui e ho notato che ora aveva in mano una macchina fotografica.

"Posso presentarti Jenny e Marcel e questa è Chloé ", indicando ogni persona. "Questo è Ivan, un buon cliente dalla Russia."

Con il nuovo ospite al tavolo, c'è stato un nuovo giro di raki . I bicchieri sono stati riempiti e tutti hanno brindato. Notavo sempre di più l'alcol e, come ho visto dallo sguardo di Jenny, si sentiva uguale o anche peggio. Quando i bicchieri furono vuoti, Hasan alzò di nuovo la voce.

"E ora Marcel puoi mostrarci quanto ti rende eccitato quando mostri la tua troia in pubblico in quel modo. Il rigonfiamento nei tuoi pantaloni prima era abbastanza prova, ora abbassati con i pantaloni e tira fuori il cazzo. Voglio che Jenny veda come ti eccita quando è in mostra."

Come per forza, ho aperto i miei pantaloni, li ho tirati giù insieme alle mie mutande ed ho esposto il mio cazzo. A causa dell'interruzione e del nuovo ospite, il mio pene era diventato molle e ora giaceva tra le mie gambe. Era così piccolo e gracile.

Mi ha reso un po' nervoso il fatto che Jenny, incuriosita dalle parole di Hasan , mi stesse guardando

"Senti, che coda abbiamo lì. Vuoi soddisfare una donna come Jenny con una così piccola?" Hasan sogghignò e rise ad alta voce. "Ora piegati alla tua fottuta cagna e apri completamente la camicetta. Ivan vorrà vedere che grandi tette ha tua moglie".

Jenny si sostenne con le mani sul divano. Le ho aperto completamente la camicetta e l'ho smontata. I suoi seni risaltavano bene, i capezzoli erano duri e puntati 2 cm in avanti.

La vista e il fatto che stavo presentando i seni di mia moglie a un perfetto sconosciuto mi eccitava. Il mio pene piccolo si è gonfiato un po'.

"Guarda Jenny come questo eccita il tuo ragazzo", ha detto Chloé , indicando il mio cazzo.

Jenny ora guardava il mio piccolo con interesse e registrava la mia lussuria risvegliata.

"E ora ci fai vedere tutta la fica di tua moglie! Andiamo!" ordinò Hasan .

Come in trance, mi chinai di nuovo su Jenny e le tirai su la gonna. Con una leggera pressione da dietro sul suo sedere, le ho chiesto di scivolare di nuovo in avanti.

Poi ho allargato le gambe.

Per dare a Ivan una visione ancora migliore, ho separato leggermente le sue labbra esterne in modo che Ivan potesse davvero guardare nel suo buco bagnato e splendente di espettorato.

Il mio cazzo era come uno.

Sia Jenny che Hasan l'hanno visto.

Hasan ha riso e ha continuato a fotografarci.

Ad un cenno di Hasan , Chloé ha affrontato Ivan, ha tirato fuori il suo cazzo, si è chinata su di lui e lo ha preso in profondità nella sua bocca.

"E ora Jenny, mostra a Ivan come farti piacere . Puoi anche masturbare il tuo piccolo", ordinò prima a mia moglie e poi a me.

Mia moglie ha toccato il suo buco bagnato prima con uno, poi con due e infine con tre dita. Con l'indice dell'altra mano si massaggiò selvaggiamente il clitoride.

Chloé ha succhiato schioccando e con piena devozione il grosso cazzo di Ivan. Jenny gemeva sempre più forte e io sussultavo sempre più forte. Abbiamo raggiunto il nostro culmine insieme.

Ho spruzzato il mio seme in un arco alto sulla pancia di mia moglie. Anche Jenny aveva spruzzato leggermente per pura lussuria. Il suo succo di piacere scorreva lungo le sue gambe in piccoli rivoli. Il russo si versò in bocca alla graziosa svizzera , che fece fatica a deglutire la grossa porzione.

Hasan ha riso e ha continuato a scattare foto di noi.

Poi Chloé si alzò, andò da Jenny, si chinò su di lei e French la baciò. Si vedeva chiaramente il gioco della lingua delle due donne. Poi Chloé alzò un po' la testa e lasciò che la sua saliva e gli ultimi resti dello sperma di Ivan gocciolassero nella bocca aperta di Jenny.

Ivan si rivolse ad Hasan .

"Posso scopare la bionda puttana tedesca?"

Ha indicato mia moglie!

Hasan rise e scosse la testa in segno negativo.

"La cagna non è ancora in vendita, forse la prossima volta. Oggi devi accontentarti di Chloé . Ma per questo puoi fotterla nel culo oggi."

Ivan si alzò, prese la mano di Chloé e la portò di sopra in ufficio.

Peccato, mi sarebbe piaciuto assistere alla salita anale.

"Ora verrà adeguatamente rodata, poi sarà più facile per me affrontarla in seguito", ha detto Hasan , girando intorno al divano e mettendosi di fronte a Jenny.

"Ora è il momento di fare un pompino, puttana," disse, sorridendomi.

Jenny all'inizio esitò, ma poi gli aprì i pantaloni. Mi guardò con uno sguardo eccitato e un sorriso sulle labbra e tirò fuori il suo pene.

potevo solo meravigliarmi!

Hasan non aveva davvero mentito, la sua coda era lunga ben 26 cm e doveva avere un diametro di 5 cm.

Che mostro!

Ma a mia moglie sembrava piacere la vista.

Pensavo che le dimensioni non le importassero?

Quanto ero ingenuo allora?

Jenny si gettò sull'enorme cazzo, come se avesse sete di un sorso d'acqua. Prima leccò il glande, poi giù per l'asta e di nuovo su finché non se lo prese finalmente in bocca.

Ha lavorato sul suo cazzo con tutta devozione.

Mi diceva sempre che non le piaceva avere un pene in bocca.

Intendeva solo il mio organo sessuale?

Mi sono alzato, ho fatto il giro del divano e mi sono messo in piedi accanto ai due per poter guardare meglio l'accaduto.

Mi piaceva guardare.

Ero un voyeur?

Il mio cazzo era di nuovo duro.

mi ero appena annaffiato! Di solito ci volevano ore prima che si irrigidisse di nuovo.

Hasan , notando il mio pene duro, spinse Jenny e indicò il mio cazzo. Si lasciò scivolare via il fallo dalla bocca con un schiocco, guardò il mio minuscolo e rise. Poi ha ripreso il cazzo di Hasan in bocca e lo ha soffiato con tutto il fervore.

Rideva del membro di suo marito mentre succhiava il pene di uno sconosciuto.

Avrei dovuto infuriarmi, invece ho tirato il mio dolce bastone.

Guardando Hasan venire nella bocca di mia moglie, pompandole abbondanti quantità di sperma in gola, anch'io ho raggiunto il mio prossimo climax.

Ho spruzzato il mio sperma direttamente sui seni enormi di mia moglie.

Jenny ingoiò sottomessa lo sperma estraneo senza sprecarne una goccia.

Questo, come tutto il resto prima, è stato catturato dalla telecamera da Hasan .

Jenny ed io eravamo ancora storditi quando Hasan mi ha chiesto di baciarla. Ho seguito il suo comando e French l'ha baciata. La sua bocca sapeva ancora chiaramente dello sperma di Hasan .

Con mia sorpresa, non mi dispiaceva.

Anzi!

Per la prima volta nella mia vita ho assaggiato lo sperma di un altro uomo.

Mi è piaciuto!

Dopo di che ho anche leccato il mio sperma dai suoi seni.

Il viso di Sabine, le sue tette e poi anche la pancia e le cosce.

Hasan sta proprio dietro a mia moglie.

“La tua puttana è davvero una troia arrapata. Puoi davvero scoparla con il tuo piccolino?" mi chiede.

La mia bocca si è seccata.

"Lei... uhh ... preferisce tenero," risposi.

"Cazzate!"

Hasan l'afferrò per i fianchi e la tirò a sé.

"La tua cagna vuole essere scopata come si deve!"

Vedo un luccichio negli occhi di Jenny mentre sentiva la cinghia sul suo culo nudo.

Hasan iniziò a fare dei fottuti movimenti, prima leggermente, poi più forti. I seni grassocci di Jenny rimbalzavano provocatoriamente su e giù.

"Ma... uhh ... non proprio," protesta.

Hasan si fermò.

"Guarda tuo marito e digli che non sogni di farti scopare duramente da un grosso cazzo!"

Jenny in realtà mi ha guardato mentre Hasan si strofinava i capezzoli duri tra l'indice e il pollice.

"Digli che non vuoi che ti massaggi le mammelle grasse!"

Davanti ai miei occhi ha massaggiato i suoi grossi seni in modo rude e duro.

Jenny gemette piano, guardandomi dritto negli occhi.

Il sangue pompato di nuovo nel mio pene.

Com'è stato possibile?

Questo bastardo turco ha premuto il suo addome contro il culo di mia moglie e le ha massaggiato i seni e il mio cazzo si è indurito.

ero un pervertito?

Tra le sue gambe ho visto il suo enorme cazzo mostruoso strofinarsi contro il suo culo.

Jenny gemeva sempre più forte.

"Sì, ti piace! Il debole non può offrirti un tale gigante, vero?" rise con arroganza e mi guardò con condiscendenza.

Spinse Jenny in avanti in modo che si sostenesse con entrambe le braccia sullo schienale del divano.

Hasan era in piedi direttamente dietro di lei, la coda eretta.

"Forza, perdente, vieni qui."

Lo guardai incredulo, ma mi avvicinai per poter ammirare da vicino il suo enorme pene.

Hansa afferrò il suo cazzo e accarezzò le labbra bagnate di mia moglie con il glande.

"Hmm... adorabile scrofa bagnata ," dice, sorridendomi.

Le prese la testa e la girò verso di me. Mi guardò con aria di scusa. Vedo l'eccitazione e l'avidità nei suoi occhi.

Continuò a strofinare la testa contro la sua vagina. Jenny muove volentieri l'addome.

"Guarda il suo piccolo e digli che cazzo vuoi!" Hasan l'ha sfidata.

"Io... uhh ...io...voglio il tuo cazzo, Hasan . Voglio sentire il tuo grosso cazzo dentro di me", ansimò e mi guardò negli occhi.

Il turco rise e spinse lentamente il suo cazzo nella sua vagina bagnata mentre lei gemeva eccitata .

Guardando il suo gigante scivolare lentamente dentro mia moglie, ho iniziato a masturbarmi di nuovo il pene.

"Togli le mani dal cazzo, perdente! Puoi masturbarti se te lo permetto!"

Poi ha iniziato a scopare duramente mia moglie da dietro. L'ha ripetutamente schiaffeggiata sulle natiche.

Gemeva e si lamentava a un volume che non avevo mai sentito da lei prima.

I suoi grandi seni oscillavano in modo provocatorio con le sue spinte forti e veloci. "Oh dio, il tuo cazzo è fantastico?" gemette mia moglie.

Non ci volle molto perché il suo primo orgasmo la scuotesse.

Hasan si fermò brevemente e poi continuò a scopare forte. Il turco sembrava avere una resistenza sensazionale. Ha scopato mia moglie più forte e più velocemente.

I suoi gemiti e le sue grida di piacere stavano già assumendo sembianze animali.

Hasan le afferrò i lunghi capelli biondi e tirò indietro la testa.

"Ti piace quel cazzo di pezzo, vero?" Sii montato come una cagna in calore. È quello che vuoi, giusto?"

"Oh sì... sì... finalmente un gran cazzo grosso. Ne ho così tanto bisogno . Dammimelo , fottimi con il tuo cazzo grosso e caldo," gemette.

Non ha detto che le dimensioni non contano?

Non l'ho riconosciuta!

Il mio pene piccolo era così duro che mi faceva male.

Ma non mi era permesso masturbarlo , me lo aveva ordinato il turco.

Hasan ha tirato fuori il suo cazzo dalla sua vagina. Luccicava di umidità.

"Girati e sdraiati sul tavolo, puttana!"

Ha subito obbedito al suo comando.

Non appena fu supina, lui spinse il suo fallo nel suo sesso e la picchiò duramente e brutalmente.

I suoi grandi seni oscillavano avanti e indietro ad ogni spinta.

"Chi ti scopa meglio? Il debole o me?" ansimò.

Jenny mi ha guardato. La lussuria si rifletteva nei suoi occhi.

"Tu... ohhh Hasan , fotti molto meglio di mio marito. Il tuo enorme cazzo si sente così bene.

Hasan ha riso forte e ha continuato a scopare mia moglie davanti ai miei occhi. La portò da un orgasmo all'altro.

Il suo corpo tremava come se le sue dita fossero state inserite in una presa.

Poi l'ha afferrata, l'ha tirata su e l'ha spinta in ginocchio davanti a lui.

"Apri la bocca, cagna", ordinò.

Spinse la sua testa grassa nella sua bocca.

"Puoi masturbarti mentre tua moglie ingoia il mio sperma ", ansimò.

Avevo ricevuto il permesso di masturbarmi il pene.

Infine!

Ho sentito una profonda gratitudine.

Ho immediatamente spinto il mio prepuzio avanti e indietro a un ritmo rapido.

Finalmente masturbati!

Poi ho visto Hasan tremare dappertutto. La sua coda si contrae.

Jenny tenne coperto lo spesso albero, si strinse facilmente.

Riconosco i suoi frenetici movimenti di deglutizione mentre si gode il suo sperma. Non me l'ha mai fatto!

Mi ha detto che non avrebbe mai bevuto lo sperma maschile.

Quanto ero ingenuo allora?

Ho dovuto fare solo pochi movimenti a scatti prima di tornare di nuovo. Vengo in archi alti guardando mia moglie leccare il cazzo del turco .

"Puoi andare ora", disse Hasan , alzando la telecamera. "Questi sono per l'album di famiglia."

Ci siamo vestiti con Jenny che indossava la minigonna senza pantaloni di sorta. Con la sua camicetta, blazer di lino e scarpe, è andata davanti a me con me.

Abbiamo salutato Hassan, che ha tirato su Jenny. Fuori dal negozio, cioè pubblicamente e in mia presenza, ha allungato una mano sotto la gonna e le ha infilato un dito nella vagina.

Mentre la penetrava leggermente, udii la sua voce dolce.

"Voglio fotterti di nuovo domani. Sbarazzati del tuo debole."

Jenny annuì con la testa, spingendo da parte Hasan e unendomi il braccio. Insieme siamo tornati al nostro hotel.

Si è rivelata una vacanza interessante!

# 4

## *LISA E' IN VACANZA!*

"Voglio che tu venga nella mia stanza con me."

Lisa non riusciva a credere a se stessa di aver detto quelle parole al giovane. Il suo battito accelerava, mille pensieri le passavano per la testa allo stesso tempo. Non riusciva nemmeno a credere di avergli effettivamente afferrato la mano e che ora stesse incespicando su per le scale fino alla sua stanza nel piccolo albergo con lui in ginocchio traballante.

Non poteva credere che sarebbe andata davvero così lontano. Ma quello che seguì accadde comunque e senza che lei cercasse di riprendere il controllo della situazione.

Ha lasciato che accadesse...

Come si è arrivati a questo?

Poche settimane prima, Tobias le aveva detto che non avrebbe potuto fare la vacanza programmata sulla costa atlantica portoghese. Lisa è rimasta scioccata!

Toby era vicepresidente della squadra di calcio locale. Il primo presidente, un buon amico dei due, ha avuto un incidente in moto e si è infortunato così gravemente che ora non era completamente in grado di organizzare e organizzare il grande torneo dell'anniversario in occasione del cinquantesimo anniversario del club.

E così suo marito, all'inizio solo per accenni e clausole subordinate, ma alla fine ha spiegato sempre più chiaramente e decisamente che era comunque un'idea pazzesca volare in vacanza così poco prima della festa e tornare a casa solo nel weekend del torneo.

All'inizio era stata solo delusa e triste.

Il fatto stesso che avesse voluto andarsene con lei poco prima di questa faccenda importante per lui, l'aveva preso come una prova che anche dopo dieci anni di matrimonio lo amava ancora , che lei significava per lui più dei suoi compagni di calcio.

I due si erano sposati giovani. Aveva ventun anni quando disse di sì a Tobias, che aveva già conosciuto al liceo.

Negli anni che seguirono, la loro relazione divenne sempre più intima. Di recente, tuttavia, la sua vita sessuale inizialmente frenetica ha subito una battuta d'arresto significativa. Toby voleva andare avanti professionalmente, lavorava molto ed era spesso esausto e distratto. Aveva anche sempre evitato il desiderio di Lisa di avere figli perché prima voleva "mettere tutto in ordine in termini di carriera". E così il sesso era degenerato in un esercizio obbligatorio piuttosto spassionato in alcuni fine settimana. Intendiamoci, solo su alcuni!

Si era detta che era normale.

Ha capito , lo ha sostenuto ovunque poteva.

Era così felice quando, dopo qualche riflessione, hanno prenotato la vacanza.

E ora questo!

Alla fine aveva dichiarato con aria di sfida che sarebbe andata in vacanza da sola. E con suo sconfinato stupore, Toby aveva acconsentito immediatamente.

"Bene, tesoro. Ti rilassi bene e lasci penzolare le gambe. Posso quindi concentrarmi completamente sui preparativi per la grande festa. Quando torni, lo lasceremo strappare alla festa."

Lisa sapeva esattamente che divertirsi significava un'insensata abbuffata con i suoi amici.

Ma ha ingoiato la sua rabbia, ne aveva avuto più che abbastanza negli ultimi giorni. Così lasciò un breve "Allora siamo d'accordo" e iniziò a contare i giorni prima della partenza.

Nei giorni che seguirono, Toby non si accorse nemmeno che era estremamente delusa e sconvolta. È tornato indifferente ai suoi normali rapporti quotidiani con lei.

Quando Lisa era già seduta sulle sue valigie piene, lui si era rotolato di nuovo su di lei la notte prima della sua partenza e avevano scopato meccanicamente. Prima di rotolarsi di lato, l'ha baciata sulla guancia e le ha spiegato con un sorriso orgoglioso: "Quindi non dimenticarti nemmeno di me in vacanza".

Lisa aveva morso il cuscino al buio e non sapeva se piangere, urlare o ridere.

Come poteva essere così sicuro di lei?

Come poteva dire queste cose dopo una scopata così schifosa? Rimase sveglia per molto tempo quella notte...

Con un lungo libro di storia, Lisa si è messa a suo agio sul lettino sotto l'ombrellone colorato. Era ancora sola sulla spiaggia solitaria, che si poteva raggiungere con pochi passi dall'albergo e che era situata in una piccola baia rocciosa.

Vediamo chi si presenterebbe qui oggi.

Dopo una settimana la sua rabbia non si era esaurita, ma doveva pensarci sempre meno, si era semplicemente dimenticata di essere arrabbiata. Ha osservato questo in se stessa e sapeva che alcune cose avrebbero dovuto cambiare dopo il suo ritorno. Ci sarebbero state molte conversazioni lunghe e imbarazzanti. Ma fino ad allora non poteva comunque cambiare nulla e quindi aveva deciso di divertirsi.

Si è letteralmente animata.

Il sole, il movimento nell'aria atlantica, la pace e la tranquillità e il buon cibo nel piccolo ma raffinato hotel, che è un po' fuori dai sentieri battuti, le hanno fatto molto bene.

Aveva sempre tollerato bene il sole e sviluppato un'abbronzatura sana ma non troppo profonda. Ora le lentiggini le fiorivano sul naso e sulla scollatura. Questo, combinato con i suoi occhi azzurri, le dava un aspetto giovanile e vivace nonostante i suoi trentun anni. Quando si è guardata allo specchio la sera dopo la doccia, ha visto una donna attraente: alta, con gambe lunghe e seno pieno, forme sode e curve eccitanti.

In realtà fatto per l'amore e troppo maturo per avere figli.

Si accarezzò i capelli lisci castani, che avevano ricevuto alcune ciocche chiare e chiare dal sole, e fece schioccare le dita soddisfatta. Non si sentiva così desiderabile da molto tempo. È solo un peccato che nessuno abbia trascorso le vacanze in questo hotel davvero carino, con il quale un piccolo flirt sarebbe valso anche solo lontanamente la pena.

Oltre a Lisa c'era una famiglia con un figlio e una figlia, due anziane coppie inglesi e il piccolo gruppo di donne italiane che Lisa classificava come " Associazione delle vedove cattoliche Pietra Ligure ". Alcuni altri ospiti andavano e venivano senza che lei se ne accorgesse consapevolmente.

Si aggiustò gli occhiali da sole e continuò a leggere, che parlava dell'autorealizzazione di una nobildonna della Germania meridionale disonorata nell'alto medioevo.

Ma dopo solo poche frasi, fu di nuovo distratta dai primi cercatori di sole che si avvicinavano e sbirciò oltre la montatura degli occhiali. Era sempre stata curiosa e le piaceva osservare. La famiglia felice si trasferì in fila indiana. Il padre con l'attaccatura dei capelli sfuggente e la pancia piccola e rotonda davanti, stipato come un asino da soma con tutto ciò di cui potresti aver bisogno per una giornata al mare. Dietro di lui la rosea moglie con un fluente vestito colorato e un grande cappello da sole, anche lei confezionata. Le poche parole che Lisa aveva scambiato con loro nei vari incontri erano state tutte amichevoli, perfino sincere. Dietro la sua adorabile figlia, forse 11 anni, stava facendo una ruota dopo l'altra, le sue trecce nere che le volavano intorno alle orecchie. Il figlio trotterellò di nuovo dietro di lui, a una certa distanza. Finora, Lisa lo aveva notato solo con la coda dell'occhio. Forse appena diciottenne, aveva un libro nascosto sotto il braccio. Lisa immaginava che si stesse preparando per il diploma di scuola superiore. Per la prima volta lo guardò più da vicino. Cercò di apparire il più annoiato possibile. Proprio come non appartiene al resto del gruppo. Alto e molto magro, non mostrava la minima parte di grasso. I contorni dei suoi muscoli lisci mostravano tutto il corpo sotto la sua pelle impeccabile. La sua graziosa testolina era coronata da folti riccioli neri, e ora notò anche le sue labbra carnose, che davano al suo aspetto qualcosa di molto morbido nonostante tutta la sua durezza.

"Tra qualche anno ancora, file di donne ansimeranno dopo di te, piccola mia", pensò felice Lisa.

I suoi pensieri tornavano alla sua giovinezza, alle vacanze con i suoi genitori. Che tempo di agitazione. Erano stati in Grecia quando Lisa, a quindici anni, era così piena di ormoni che non sapeva dove fosse la sua testa.

Tutto in lei è sbocciato, spinto, gonfiato e ha dovuto brancolare diligentemente i suoi genitori. Come si era sentita adulta quando aveva sentito gli sguardi avidi di ragazzi e uomini greci sul suo corpo. Quanto le sarebbe piaciuto ballare con loro nell'aria profumata davanti all'osteria la sera, invece doveva sedersi con i suoi genitori nell'appartamento delle vacanze e giocare a ramino. Che tempo!

Tornò alla sua lettura.

La damigella impoverita ha dovuto respingere le avances impetuose di una "cugina" non amata. Ma Lisa non riusciva più a concentrarsi sulla storia. I pensieri della sua stessa giovinezza l'avevano eccitata insolitamente e l'avevano messa in uno stato di eccitazione leggermente formicolio. Alzò lo sguardo e osservò il ragazzo alzarsi dall'asciugamano e andare verso l'acqua, deliberatamente disinvolto, ma in realtà un po' goffo e incerto. Affrettò i passi, alla fine corse nella risacca e iniziò a nuotare. Mentre lo seguiva, arrivavano nuovi ricordi.

Subito dopo essersi diplomata al liceo, è andata in vacanza da sola con il suo Toby per la prima volta. I suoi genitori non erano stati eccessivamente severi con lei, ma avevano idee ferme su cosa fosse e cosa non fosse accettabile per una ragazza. E così a Toby non era stato permesso di stare con lei fino a quel momento. Certo, i due avevano già dormito insieme prima, ma le esperienze erano per lo più frettolose e non sempre soddisfatte. Sul sedile posteriore della sua Golf o in una stanza buia alla festa di un compagno di classe. Così è successo che durante questa vacanza hanno potuto esplorarsi e divertirsi in pace per la prima volta.

Il ragazzo aveva nel frattempo nuotato intorno a uno degli affioramenti rocciosi che incorniciavano la piccola baia su entrambi i lati. Quindi era completamente scomparso dal campo visivo di Lisa.

A quel tempo erano arrivati solo nella brughiera di Luneburgo , il loro desiderio reciproco era stato così intenso. Con movimenti irregolari, avevano sistemato la loro piccola tenda nel primo miglior campeggio che si trovava sulla loro strada.

Poi avevano goduto della loro prima libertà.

Toby era un amante persistente e turbolento con un cazzo potente. I due, con brevi pause, si erano scopati come pazzi. Furono sfrattati il secondo giorno, poiché i loro giochi violenti si erano riversati fin troppo chiaramente fuori dalla tenda e le famiglie alla loro destra e alla loro sinistra si erano lamentate, temendo per la salvezza dei loro piccoli. I giovani hanno poi sistemato la loro tenda all'aria aperta, in un piccolo bosco, e hanno continuato a scopare. Si è arrivati quasi ai primi sconvolgimenti:

Lisa era leggermente dolorante dopo giorni di colpi. Toby si sentì offeso quando lei lo aveva gentilmente allontanato e, nella sua giovanile impetuosità, non riusciva a simpatizzare con lei. Ma una guardia forestale che ha bandito i due dal boschetto proprio in quel momento ha dato a Lisa la pausa di cui aveva bisogno prima che gli amanti potessero finalmente vivere i loro impulsi altrove. Che tempo!

Ad un certo punto anche Lisa ha sentito il bisogno di rinfrescarsi durante l' alluvione. Nuotò fuori, andando nella stessa direzione del ragazzo. Con colpi lunghi e potenti, ha attraversato le fredde acque dell'Atlantico.

Si sentiva fresca e libera. Finora non aveva nuotato fuori dalla vista della spiaggia dell'hotel. Fu felice di scoprire che altre baie si estendevano lungo la costa, diventando più piccole, più solitarie e più romantiche con l'aumentare della distanza dall'hotel.

Decise di nuotare a riva dietro lo sperone più vicino per godersi la pace e la solitudine qui per un po'.

Questa, o forse la prossima baia? pensava e non riusciva a decidere. Quando finalmente svoltò nell'entroterra, la spiaggia dell'hotel era a una buona distanza. Dovresti riuscire a trovare un posto per riscaldarti qui. Mentre si avvicinava, l'acqua qui era appena sopra la sua vita. Metà camminando, metà nuotando, si fece strada tra degli scogli verso la spiaggia.

Poi all'improvviso lo vide!

Nascosto dagli occhi degli altri vacanzieri, ma a non dieci metri da lei, era in piedi sulla spiaggia. Appoggiò la schiena contro una roccia nella leggera risacca che gli lambiva solo le caviglie. Il suo corpo bagnato luccicava nel sole di mezzogiorno, che era alto allo zenit e inondava l'intera scena di una luce bianca e aspra. Lo spray ha creato una nebbia fine quasi luminosa.

Adesso vedeva chiaramente perché il ragazzo aveva cercato quella piccola insenatura appartata. La sua mano sinistra abbassava la cintura dei suoi pantaloncini da bagno, nella sua mano destra teneva il cazzo più bello che Lisa avesse mai visto.

Il membro del ragazzo era grosso e duro. Liscio e lucente, saliva ripido, striato di fini venature, coronato da un glande scuro, perfettamente a forma di prugna. I suoi testicoli sporgenti si erano fissati molto strettamente contro questo magnifico albero.

Non si aspettava questo spettacolo!

Con un breve grido di sorpresa, si ritrasse.

Il ragazzo l'ha notata?

Spero che il sole lo abbia accecato! Istintivamente si tuffò nell'acqua. Apparentemente il ragazzo non si era accorto di lei, perché imperterrito continuò con ciò che aveva iniziato.

Lisa osservò incantata il ragazzo sussultare e abusare della sua mazza. Sibilando pesantemente, respirò attraverso i denti chiusi. La pelle si irrigidì sui suoi muscoli, i tendini e le vene del collo e del braccio si gonfiarono. La sua faccia era contorta dal dolore. Il suo pugno spinse avanti e indietro su quel magnifico pestaggio, dal quale Lisa non riusciva più a staccare gli occhi.

Da un lato era costantemente tentata di ritirarsi il più rapidamente e il meno appariscente possibile per non entrare in una situazione imbarazzante. D'altra parte, ha ceduto al fascino dell'idea di fare qualcosa di proibito o anche leggermente losco. Una sensazione che non provava da molto tempo. E alla fine, fu semplicemente affascinata dalla vista dell'enorme billetta che il ragazzo stava lucidando così devotamente. I suoi movimenti erano diventati più irregolari ora, tutto il suo corpo si muoveva leggermente avanti e indietro e le sue palle oscillavano su e giù.

Qualcosa dentro Lisa le diceva che non andava bene continuare a guardare il ragazzo. O forse aveva solo paura che una volta arrivato lui l'avrebbe notata. Lentamente e silenziosamente, indietreggiò intorno alla rupe. Quando fu sicura che il ragazzo non l'avrebbe più vista, iniziò a nuotare fino alla spiaggia dell'hotel a colpi regolari.

Raggiunto il lettino, si asciugò e si distese al sole per riscaldarsi. Ma non riusciva a togliersi dalla mente l'immagine del ragazzo che si masturbava. Dopo un po' si alzò per continuare a leggere. Il ragazzo era nel frattempo tornato dalla sua famiglia. Come se nulla fosse, aiutò la sorella minore a costruire un castello di sabbia. Per quanto Lisa si sforzasse, non riuscì a gestire più di due righe prima di dover guardare di nuovo all'inizio del suo libro. Era affascinata da ciò che era nascosto nei suoi pantaloncini da bagno. Non passò mezz'ora prima che il ragazzo tornasse indietro verso l'acqua, guadando dentro e fuori dalla vista come prima. Per quanto Lisa avrebbe voluto sapere se l'avrebbe fatto di nuovo, non l'avrebbe guardato di nascosto una seconda volta.

Nel corso del pomeriggio fece molte altre "escursioni di nuoto", come Lisa rimase colpita nello scoprire. E lo spettacolo si è ripetuto più volte nei giorni seguenti. Lisa era felicissima di condividere questo "piccolo" segreto con il ragazzo, mentre le attività balneari sulla spiaggia proseguivano così spensierate. E sebbene i suoi pensieri vagassero per il suo cazzo impressionante e il suo corpo tonico quando di notte posava la mano su se stesso nelle lenzuola ariose del suo letto d'albergo, a quel punto non le sarebbe venuto in mente di avvicinarsi a lui in alcun modo.

Peccato, pensò Lisa mentre osservava dal tavolo della colazione la famiglia salire a bordo dell'autobus per un viaggio di due giorni a Lisbona. Lei stessa avrebbe iniziato il viaggio di ritorno a casa il pomeriggio successivo e quindi non avrebbe più potuto vedere il ragazzo con il cazzo grosso. D

poi ridacchiò tra sé, le mie condoglianze di nuovo. Due giorni di visite guidate della città con mamma e papà, non avrai molto tempo per i tuoi bei giocattoli.

Fu tanto più stupita quando poco dopo attraversò la terrazza verso la spiaggia dell'hotel con la sua cesta da bagno e trovò proprio lì il ragazzo con i suoi libri che beveva un caffè.

Ha guardato correttamente?

Non era a bordo?

Lentamente le venne in mente: probabilmente aveva convinto i suoi genitori a prendersi questa pausa e loro avevano iniziato la gita in città senza di lui per poter studiare in pace.

Senza ulteriori indugi, Lisa cambiò programma e si sedette a due tavoli per ordinare anche un caffè. Proprio mentre portava alle labbra la tazza fumante, il ragazzo bevve un sorso del suo caffè.

I loro occhi si incontrarono, lei gli sorrise e lui ricambiò furtivamente.

Mio dio, cosa ci faccio qui? si chiese all'istante. Sto flirtando con un ragazzo qui che potrebbe essere mio figlio. Lisa, tirati su e fai un tuffo nel fresco Atlantico!

Ma lei non l'ha fatto.

Con la scusa di adeguare la sua sedia al sole, si voltò in modo che il ragazzo potesse ammirarla in tutto il suo splendore. Incrociò le lunghe gambe marroni e continuò a sorseggiare il caffè con gusto. Come per caso, si tirò la parte superiore del bikini e si accarezzò delicatamente il seno ansante. Fu contenta di scoprire che si trovava più attraente di quanto non fosse da molto tempo e che il ragazzo la guardava sempre più spesso.

Che diavolo stava cavalcando?

Si mise lentamente in bocca il dolce biscotto che accompagnava il caffè mentre il gruppo delle vedove italiane si avvicinava e, in mezzo a chiacchiere mediterranee, reclamò il tavolo tra lei e il ragazzo. In realtà è atterrata duramente, ha afferrato il costume da bagno, si è alzata e si è diretta verso la spiaggia.

Non si è fatto vedere qui tutto il giorno.

La sera si è seduto al bar dell'hotel con il suo libro d'obbligo. L'ultima sera Lisa aveva indossato il suo vestito di seta grigio chiaro preferito , che giocava perfettamente intorno alla sua figura in tutta la sua semplicità e metteva in risalto i suoi seni pieni meravigliosamente. Voleva mostrarsi a lui un'ultima volta, voleva sentire uno sguardo furtivo e lussurioso da parte sua un'ultima volta. Se ci avesse pensato seriamente, probabilmente si sarebbe annusata. Ma lo scintillio nei suoi occhi che lei aveva notato sul terrazzo quella mattina le aveva fatto tanto bene. Sfortunatamente, non se ne accorse perché dava le spalle alla stanza ed era assorto nel suo libro su uno sgabello da bar. Si sedette su una poltrona e sfogliò una rivista femminile portoghese, persa nei suoi pensieri. E sebbene avesse fatto del suo meglio per bandire dalla sua memoria la vista del ragazzo nudo sotto il sole di mezzogiorno e l'implicito flirt sulla terrazza dell'hotel, le immagini continuavano a tornarle alla mente. Due martini vennero al loro tavolo uno dopo l'altro. Per due martini era arrabbiata con se stessa. Non sapeva cosa fare di se stessa e della serata che era iniziata. La sua indecisione la rendeva solo più indifesa.

Ma cosa dovrebbe decidere di fare comunque?

Comunque cosa ci faceva qui?

Si sentiva una stupida gallina. Alla fine respinse il pensiero, a cui ancora non aveva davvero pensato, si alzò e volle uscire sul terrazzo. Gli passò davanti, girando sui tacchi. Gli parlò senza programma o intenzione.

Non riuscì a ricordare più tardi di cosa avessero parlato esattamente.

Era stata, semplicemente, la conversazione più onesta che avesse avuto da molto tempo.

Ricordava con certezza solo una cosa: non si era lamentata con lui della sua sofferenza e non gli aveva detto come era arrivata a quella vacanza da single involontaria. Un po' sorpreso all'inizio, parlò apertamente e senza esitazione di sé . Non se lo sarebbe mai aspettato. Il suo stile colloquiale disinvolto contrastava nettamente con il suo comportamento timido quando flirtava sulla terrazza, il che lo rendeva ancora più attraente per Lisa. La sua ipotesi si era rivelata corretta: in realtà stava per diplomarsi. Senza alcun atteggiamento puberale, ha parlato dei suoi piani e della vacanza.

Lisa sentì il suo cuore battere più forte, le sue gambe si indebolirono.

Era innamorata.

amoroso?

Non potrebbe essere così!

Conosceva il ragazzo solo da pochi minuti.

Il resto della serata è volato via. Il bar era comunque scarsamente popolato ed erano stati gli unici clienti per un po'. Le luci si sono lentamente abbassate per informare gli ultimi visitatori che il bar stava per chiudere.

Lisa si schiarì la voce, leggermente imbarazzata.

"Beh, sarei molto felice se tu potessi..."

Si è fermata. In realtà, questo avrebbe dovuto essere un addio un po' rigido. Per un po' di eternità, nessuno dei due disse niente. E poi le sembrò di udirsi da lontano mentre posava dolcemente la mano sulla sua coscia e diceva piano:

"Voglio che tu venga nella mia stanza con me."

I gradini della scala volarono verso di lei come in un sogno.

Non appena la porta si era richiusa, era ancora nel piccolo corridoio che portava alla stanza illuminata dalla luna, quando lui era addosso a lei, lei addosso a lui. Profumava così meravigliosamente di sole e giovinezza, sapeva così meravigliosamente di spiaggia e di mare. Non era più chiaro chi stesse seducendo chi, anche se Lisa avrebbe potuto mostrare un po' più di iniziativa in quel momento.

Le sue mani vagarono su e giù per il suo corpo e lei sussultò quando le strinse il sedere ei seni attraverso la seta sottile. Glielo rese facile, solo pochi istanti dopo il suo vestito leggero era già caduto a terra.

Le sue mani esploratrici sulla sua pelle nuda la eccitarono ancora di più, socchiuse le labbra. Quasi avidamente, come se volesse berlo, la sua lingua gli scese in gola, le sue mani avvolte intorno al suo collo e le sue natiche dure.

Alla fine gli sbottonò frettolosamente la camicia e sentì la calda e morbida pelle sottostante, palpando dal petto ai suoi muscoli addominali duri, dove una peluria nera gli scendeva fino all'ombelico.

Quasi tutte le donne sarebbero estasiate a questa vista!

Il sangue che le pulsava nelle orecchie, alla fine rivolse la sua attenzione a ciò che aveva già sentito e percepito nella sua mente. Gli sbottonò i pantaloni e, senza esitazione, glieli strattonò e le mutandine fino alle caviglie, inginocchiandosi davanti a lui mentre si appoggiava al muro.

Poi è letteralmente saltato verso di lei!

Si alzò in torre e nella penombra della stanza sembrava ancora più grande di quanto lei avesse ricordato dall'incontro segreto sotto il sole cocente di mezzogiorno. Piena di eccitazione, eppure con riverenza e delicatezza afferrò l'asta. Era travolgente, così duro eppure così vellutato, poteva sentire il suo battito pulsante.

Il ragazzo gemette forte.

Tutto girava intorno a lei, si immergeva nell'estasi che lui la volesse, che si stesse avvicinando a lei, che fosse teso al punto da scoppiare, spingersi e contorcersi, e qualche piccola lacrima di emozione le sgorgava negli occhi.

Lo strinse più forte, chiudendo delicatamente i suoi testicoli pesanti con la mano sinistra e lui gemette di nuovo ad alta voce. Le sue labbra si avvicinarono al glande scintillante.

Incredibile, anche il suo cazzo ha un odore allettante, pensò brevemente. Quando finalmente fece scorrere la punta della lingua lungo la parte inferiore, solo per spingere le labbra sul frutto che si contrae con un movimento audace, il ragazzo piagnucolò come se qualcuno gli stesse mettendo le viti a testa zigrinata, le ginocchia tremanti.

Lisa ha detto che il pulsare della sua punta stava diventando più forte, voleva dargli tempo e si è tirata indietro, ma ha già sentito uno zampillo di liquido caldo in faccia. Continuò a indietreggiare, ma il successivo lo seguì, poi sul suo collo, poi un altro, il successivo atterrò sui suoi seni, un altro, non si fermava.

Il ragazzo cadde a terra, respirando lentamente e pesantemente.

Lisa si inginocchiò accanto a lui mentre balbettava timidamente qualcosa sul "scusa".

"No, perché?" gli rispose prontamente, non volendolo scoraggiare. "Stai solo mostrando quanto mi vuoi, questo mi lusinga ."

Poteva sentirlo rilassarsi un po'. Nella penombra gli rivolse il suo sorriso più felice, si accarezzò maliziosamente i seni luccicanti della sua salsa, raccolse il liquido appiccicoso con le dita e poi lo leccò con gusto. Lo guardò dritto negli occhi

"Hmm, sei davvero un fenomeno, il delizioso più puro!"

Ciò non mancò di avere effetto, quando i suoi occhi si illuminarono e un accenno di sorriso attraversò il suo viso.

"Dai, voglio di più da te," disse, afferrandogli le mani per trascinarlo verso il letto. Inciamparono nella stanza e lui si sfilò in fretta e furia la maglietta e i pantaloni intorno alle caviglie Non c'era il minimo dubbio che la mazza, che oscillava davanti ai suoi lombi ed era stata raddrizzata da tempo di nuovo, sarebbe diventata ancora di più .

Lisa ha preso di nuovo il suo succo dai suoi seni per strofinarlo nella sua fessura. Voleva essere preparata per il suo grande. Era così eccitata che non si era nemmeno accorta che i suoi succhi scorrevano liberamente da molto tempo.

Quando si lasciarono cadere sul letto, lui fu rapidamente sopra di lei.

Si sdraiò impetuosamente su di lei e lei notò che era più pesante e più forte di quanto apparisse nella sua corporatura snella. Nonostante le sue dimensioni molto spinte, inizialmente mancò l'ingresso e sentì il suo martello caldo sullo stomaco. Lo spinse delicatamente indietro un po', alla fine lo afferrò tra le gambe e infine lo indirizzò al suo ingresso. Gemette sommessamente quando lui la penetrò con un'unica ma infinitamente lenta e costante spinta.

Il suo respiro si fermò per un momento!

Com'era infinitamente bello!

Come aveva aspettato questo!

Che fosse effettivamente il suo cazzo o solo il pensiero delle sue dimensioni non le importava in quel momento. Era piena di lui, del peso del suo corpo su di lei, del suo odore e del suo sapore. Lentamente e incerto iniziò a muoversi sopra di lei.

Lisa era al settimo cielo.

Con Toby aveva imparato alcuni trucchi nel corso degli anni per far valere i suoi soldi quando lui stava diventando sempre più insensibile.

Potrebbe dimenticare tutto questo adesso!

Era solo eccitata. Il bellissimo ragazzo sopra di lei e il suo cazzo duro e stupendo dentro di lei l'hanno solo resa sempre più arrapata. Dopo un po', i movimenti del ragazzo divennero più sicuri e audaci. La sua eccitazione aumentò, ringhiando piano e ansimando, le sue spinte divennero più violente.

Mio Dio, quanto ne avevo bisogno, pensò Anna.

Senza parole, lo incoraggiava nella sua mente:

Fottimi, mio grande! Dammi una buona frustata! Ne hai bisogno, tanto quanto me!

Ed è esattamente quello che ha fatto. La sua corsa divenne più selvaggia e spinse il bacino verso il suo sempre più violentemente. Avvolse le gambe strettamente attorno al suo culo di marmo. Le sue potenti spinte, con cui la guidava letteralmente attraverso il letto, il suo peso su di lei, la sua pelle calda e morbida sul suo stomaco, i suoi seni, il suo collo e il suo tronco che si muovevano costantemente avanti e indietro dentro di lei, la fecero presto raggiungere l'orgasmo. Molto duro, molto intenso, molto forte, tanto da gemere dal profondo della gola. Il suo corpo vibrava in tutto e per tutto.

Anche il ragazzo iniziò ad ansimare rumorosamente e la spinse con tanta veemenza come se volesse dividerla in due. Lisa ha cercato di riprendersi per quanto era possibile date le circostanze. Voleva aiutarlo, voleva afferrargli le palle per spremerle, ma non poteva. Poi improvvisamente si fermò.

Lisa sentì il suo albero che si contorceva nel suo solco, che pulsava di nuovo.

Rimasero così per un po' senza muoversi nemmeno un po'. Poi lentamente scivolò fuori da lei e rotolò di lato.

Si voltò verso di lui e voleva dire qualcosa, qualsiasi cosa. Ma tutto ciò che le veniva in mente sembrava troppo banale e irrilevante. L'aveva appena fatto con un ragazzo che avrebbe potuto benissimo essere suo figlio. Mille e uno pensieri le attraversarono la testa.

C'era solo una cosa che non aveva: una cattiva coscienza nei confronti di Toby.

Aveva tradito suo marito e non gliene fregava niente!

Era completamente assorbita dal qui e ora. Sdraiato sulla schiena, incrociò le braccia dietro la testa. Il suo orgoglio non poteva essere trascurato, brillava letteralmente nella penombra. Ma questo orgoglio non sembrava affatto pretenzioso, solo dolce.

Con un sorriso beato gli accarezzò il petto e lo stomaco e scoprì che il suo cazzo era ancora eretto dopo la seconda volta.

La giovinezza è bella!

Devi celebrare le feste mentre vengono, pensò tra sé, si girò su di lui e si mise letteralmente sulla sua spessa verga.

Risuonò un altro sospiro cordiale.

Si sentiva come se l'avrebbe accolto ancora più a fondo di prima, come se le stesse correndo caldo e dolcemente attraverso le viscere e giù per la gola. Appoggiò le mani sul suo petto e lasciò che il bacino ruotasse lentamente. Le è davvero piaciuta questa posizione.

Ben presto dimenticò quanto estatica fosse appena arrivata. Avanti e indietro, su e giù, avanti e indietro fece girare il sedere e quasi sentì di nuovo gli angeli cantare, era così eccitata da questo gioco. Il ragazzo le accarezzò dolcemente la schiena.

A Toby non era mai piaciuta quella posizione, probabilmente perché significava rinunciare a troppo controllo. Lo aveva turbato non essere in grado di determinare la direzione della marcia. O forse aveva paura di farsi del male quando la sua alta e splendida moglie lo cavalcava.

Poi si è ammorbidito alcune volte ed è scivolato fuori da lei, ha ricevuto alcuni sguardi arrabbiati e da quel momento in poi questa posizione è stata cancellata dal suo repertorio senza sostituzioni, come tante altre.

Al momento, con il ragazzo, che si comportava sempre più con sicurezza, con il Wunderhorn sotto di lei, non c'era alcun dubbio. Si dondolava avanti e indietro sul suo palo come se fosse legato ad esso. Ora si chinò sulle sue labbra calde, ora gettò indietro la testa. Rabbrividì dalla punta dei piedi al capezzolo mentre sentiva il suo delizioso cazzo dentro di lei, dirigendolo esattamente come si sentiva meglio con la certezza del sonnambulismo. Quando finalmente le abbracciò i seni gonfi e gli pizzicò delicatamente i capezzoli, era finita per lei.

A differenza del precedente, questo orgasmo è cresciuto lentamente, rifluendo leggermente solo per tornare più intensamente. Piangendo dolcemente, provò brividi dopo brividi e proprio quando pensava che fosse finita, tremò di nuovo. Non aveva mai provato niente del genere in tutta la sua vita.

Quando finalmente finì, notò che il ragazzo la stava guardando in attesa mentre si sedeva su di lui e non si muoveva più. Ovviamente non era venuto, ma aveva ancora fame. Un dolce languore si impadronì di tutte le sue membra. Sentì un leggero, non fastidioso strattone nella sua vagina. Sapeva istintivamente che dopo questo monte Everest non sarebbe più tornata. Sollevò il bacino per liberarsi da lui, si spostò di lato e allungò il sedere verso di lui.

Dovrebbe sfogarsi un po' di più su di lei.

All'inizio non capì bene cosa volesse da lui, ma poi si inginocchiò dietro di lei e lasciò che lei lo guidasse volentieri. Di nuovo ha afferrato il suo cazzo attraverso le gambe.

Come può essere ancora così duro ?

Di nuovo lo condusse gentilmente ma fermamente alla sua fessura per accoglierlo subito.

Non riusciva a ricordare completamente cosa accadde dopo. Aveva programmato di spremere l'ultimo po' di succo dalle palle del ragazzo con un breve e burrascoso giro da dietro.

Ma non è andata proprio come aveva immaginato!

Le afferrò i fianchi e la spinse di nuovo forte. Ha artigliato le mani nel letto e ha cercato di ricambiare le sue spinte con uguale intensità.

Voleva finirlo, il suo stallone adolescente!

Ma come se lo sapesse esattamente, ora l'afferrò più forte e prese l'iniziativa.

Come ondeggiava i fianchi!

Come ha variato il tempo!

Come si fermò all'improvviso, ritirandosi lentamente quasi fino in fondo, tornando lentamente dentro di lei in piena gloria, solo per ritirarsi un momento dopo al suo cancello, solo per spingere di nuovo, poi rialzarsi, guidando avanti e indietro con forza e impeto!

Che talento naturale straordinario!

Che stronzo dotato!

Come due grandi bestie che si accoppiano con un tuono, i loro corpi si schiantarono insieme sul grande letto. Lisa piagnucolò sommessamente e da tempo sentiva che non sarebbe finita così rapidamente come aveva immaginato...

Continuava a frustarla davanti a lui. Da tempo aveva cessato ogni resistenza e si era rassegnata al suo destino di cavalla devota. Qualsiasi pensiero di umiliazione le era completamente estraneo. Godeva al massimo di essere tanto ambita, di essere presa in modo così tempestoso da un bel ragazzo pieno di vigore giovanile . La più mite notte di fine estate che si possa immaginare è arrivata dalla porta del balcone aperta. I loro corpi sudati luccicavano al chiaro di luna mentre si contorcevano insieme sul grande letto dell'hotel. I grilli che cinguettavano rumorosamente all'esterno assicuravano che i gemiti e i gemiti della stanza non raggiungessero orecchie indesiderate. E ancora e ancora le diede il suo robusto scettro, e ancora e ancora lei accettava con gratitudine il dono.

Più tardi non ricordava per quanto tempo fosse andata avanti così. Non si era accorta che ogni volta che lui si spingeva dentro di lei per l'ultima volta, si scaricava ruggendo una terza volta, perché a un certo punto i suoi sensi l'avevano meno.

Quando si svegliò era l'alba. Aveva dormito così profondamente e profondamente che la testa le batteva leggermente. Lentamente si rese conto di essere stata fregata fino a quando non svenne. Le sue membra erano ancora morbide come un budino.

Il ragazzo giaceva accanto a lei.

Per un po' guardò il suo corpo snello. Il suo membro ora giaceva floscio e pesante, ma ancora bello, sulla sua coscia. Alla fine inalò il suo profumo un'ultima volta mentre gli baciava dolcemente la fronte e lo svegliava con uno schiaffo sul petto.

"Mi dispiace, ragazzone, ma penso che sia meglio che torni nella tua stanza prima che si sveglino gli affari dell'hotel. Probabilmente non è nel tuo interesse né nel mio interesse che qualcuno si accorga di dove hai passato la notte."

Ancora assonnato, si alzò e si vestì, anche se Lisa non voleva distogliere lo sguardo da lui. Esitante, alla fine si avvicinò a lei e voleva dire qualcosa, ma lei gli mise rapidamente un dito sulle labbra.

"È stata la notte più meravigliosa della mia vita. Grazie," fu tutto ciò che gli disse prima di spingerlo fuori con delicatezza ma con fermezza, cosa che lasciò che gli accadesse senza resistenza.

Dopo aver chiuso delicatamente la porta, fece un respiro profondo. Per la prima volta da ieri, i suoi occhi si posarono sulla valigia quasi completamente imballata in bagno. Avrebbe fatto in modo che non incontrasse il ragazzo quando sarebbe andata alla reception per saldare il conto e farsi chiamare un taxi per l'aeroporto. Non aveva cognome, indirizzo, niente da lui. Ma questo non la rendeva triste. Era meglio così. Pensò risolutamente al suo ritorno in Germania.

Oh sì, le cose dovrebbero cambiare a casa!

# 5

## *SCIARE A SÖLDEN!*

Noi tre volevamo davvero andare a Sölden nella Ötztal per una meritata vacanza invernale. In realtà!

Ma poi ha chiamato Marco. Aveva subito una rottura della capsula mentre praticava sport. Non poteva guidare. Ma a causa dei costi, non è un problema, ha un'assicurazione per l'annullamento del viaggio. Dovremmo guidare con calma.

Una settimana dopo, Tim chiamò. Il suo capo aveva un incarico per lui.

Affare di vendita a Stoccolma. Non voleva perdere l'occasione di avanzare. Il capo avrebbe anche sostenuto i costi per la vacanza annullata.

Ottimo, ora avevo due persone che hanno pagato la vacanza, ma viaggio da solo? Aspettavo da tempo una settimana di sci. Ma da solo?

Non diventerebbe noioso?

Guidare giù per le montagne da solo era solo la metà del divertimento che in gruppo. Sedersi da solo con il ciclista nella capanna non prometteva esattamente il fattore divertimento desiderato. Ma non volevo passare le mie meritate vacanze da solo a casa.

Sono stato anche molto felice di tornare a sciare.

Pertanto, dopo molte riflessioni, ho deciso di trascorrere le vacanze da solo.

A causa dell'assenza dei miei due amici, avevo un grande

appartamento con tre camere da letto e due bagni tutto per me.

Sono partito molto presto sabato. Sölden distava circa duecento chilometri da Monaco. A causa del traffico intenso sull'autostrada A8, mi ci vogliono poco più di tre ore per coprire la distanza.

Ma ho raggiunto il mio appartamento per le vacanze poco prima di mezzogiorno, per poter andare a sciare nel pomeriggio.

Avevo lasciato la valigia nell'appartamento, avrei disfatto le valigie più tardi. Basta scendere sulle piste!

Il sole splendeva, il cielo era azzurro, le piste erano abbastanza vuote il sabato, quindi quasi tutto era l'ideale. Tuttavia, la neve non era così buona. Non nevicava da molto tempo. Nonostante le piste fossero ben preparate, qua e là potevano formarsi delle lastre di ghiaccio.

Dopo essermi abituato alla sensazione di avere di nuovo le tavole sotto i piedi, è successo. Quando sono diventato più coraggioso, sono scivolato su una lastra di ghiaccio e sono scivolato giù per il pendio a tutta velocità. Sono scivolato un po' prima di poter girare in modo che i miei piedi fossero rivolti verso il basso e potevo premere gli sci sulla neve per rallentare.

Ma era quasi troppo tardi!

Scivolai verso un gruppo di tre persone.

Se va bene.

Ma sono stato fortunato.

Ho colpito la scarpa della donna che era in testa al gruppo con il mio sci. Ma non così forte da cadere. Si guardò intorno stupita, poiché prima non si era accorta di nulla della mia caduta.

"Ma stai attento," scattò verso di me mentre indicava con gli sci la valle e accelerava. Ho visto solo pantaloni da sci bianchi, una giacca nera e lunghi capelli rossi che svolazzavano fuori da sotto il casco da sci.

Grande!

Buon inizio di vacanza. Ho trovato subito dei simpatici amici.

Capra stupida!

Mi sono alzato, ho spazzato via la neve dai miei vestiti e ho proseguito con calma. Più tardi ho rivisto il gruppo. C'erano due donne e un uomo.

Rimasi lì per il resto della giornata. Non più caduta. Ed è stato molto divertente, anche se ho dovuto guidare da solo.

Nel pomeriggio ho fatto la discesa a valle. Una volta in fondo, ho messo in spalla gli sci per attraversare il parcheggio fino allo skibus.

Improvvisamente un'auto fece retromarcia dritta verso di me.

A quanto pare l'autista non mi ha visto!

Ho sbattuto la mano sul cofano del bagagliaio, ma l'auto mi ha comunque colpito una gamba. Solo leggermente, però, prima che la frenata sussulta lo bloccasse.

La porta si spalancò.

Ecco, lo sciatore con i capelli rossi è sceso.

"Scusa. Non ti ho visto. Ti è successo qualcosa?"

"No. È andato tutto bene. Potrebbe esserci un livido, ma nessun problema."

"Mi dispiace per quello. Probabilmente sono un po'

arrabbiato. Ti do il mio indirizzo. Se c'è qualcos'altro, puoi metterti in contatto. Ovviamente pagherò tutto io."

Ora ho avuto l'opportunità di guardarli un po' più intensamente. I capelli rossi le stavano bene. Il viso era stretto, con occhi verde brillante che potevano certamente brillare quando rideva. Cosa che ovviamente non stava facendo in quel momento. La figura poteva essere indovinata solo sotto la spessa attrezzatura da sci, ma sembrava snella e aggraziata. Altezza stimata quasi 170 cm. Deve avere circa 40 anni e il suo nome era Natalie, come ho scoperto dal biglietto con l' indirizzo. Viveva a Norimberga, non lontano da Monaco.

Un francone !

OK, questo ha spiegato molto.

Purtroppo la Franconia fa parte della Baviera, ma credo sia tollerata solo per pietà, perché altrimenti non sarebbero accettate da nessun altro Stato federale. Sì, noi dell'Alta Baviera avevamo un grande cuore.

La graziosa Franconia mi fece un breve, sublime cenno del capo, si voltò e scomparve di nuovo nella sua macchina.

Ho dovuto sbrigarmi perché lo skibus si stava già avvicinando.

Quando sono arrivato all'appartamento, mi sono tuffato sotto una doccia calda. Poi ho disfatto la valigia.

Era abbastanza solo, solo in un grande appartamento.

La sera ho attraversato Sölden e ho cercato un buon ristorante. Era una capanna rustica con buon cibo e un'ottima selezione di vini. Ho deciso di regalarmi una bottiglia di vino rosso. Anche se una bottiglia era un po' troppo per me solo. Ma era il mio primo giorno di vacanza, quindi mi sono concesso quel lusso.

Dopo il pasto sorse un bisogno e andai in bagno.

E chi ho visto lungo la strada?

francone dai capelli rossi !

Era seduta da sola a un tavolino e guardava cupa in un bicchiere di coca che aveva davanti a sé.

"Ciao. Quindi ci incontriamo di nuovo", le ho parlato amichevole.

Alzò lo sguardo e mi guardò con occhi confusi.

" Uhhh ... oggi al parcheggio. Sei stato così gentile da prendermi in giro", ho continuato.

"Oh sì," rispose lei. "Scusa, non ti avevo riconosciuto."

"Dove sono i tuoi amici?"

"Oh, quello stronzo," disse spontaneamente. Una lacrima scese dal suo occhio.

La parola "A" sembrava strana provenire dalla bocca delicata di una bella donna, ma doveva avere le sue ragioni.

"Così male?"

"Ancora peggio", ha risposto.

"Vorresti venire al tavolo con me? Anch'io sono single, quindi puoi parlare della tua frustrazione se vuoi."

Ci pensò per un momento e poi annuì.

"Starò via per un momento. Poi tornerò e possiamo andare laggiù".

Detto e fatto. Quando sono uscito dal gabinetto, si è alzata e ha tirato fuori da sotto il tavolo un borsone piuttosto grande che non avevo mai visto prima.

Chi va in un ristorante con una sacca ?

Sembrava esserci un problema più grande. Mi ha seguito e ci siamo seduti al mio tavolo.

"Anche un bicchiere di vino? La bottiglia è comunque troppo per me."

Lei acconsentì e rapidamente il cameriere portò un altro bicchiere.

Abbiamo brindato a vicenda.

"Sono Lukas", le ho offerto il "Du".

"Natalie," rispose brevemente e annuì con la testa.

"Allora dimmi. Qual è il problema?"

«Probabilmente hai visto che eravamo in tre sul pendio. Il mio amico Tim e la mia ragazza Alina .

Ho annuito con la testa.

"Durante il viaggio verso casa, Tim ha detto che aveva mal di testa e stava andando giù. Mira si è unito a lui perché comunque non aveva amici che sciavano. A causa del tempo soleggiato, ho deciso di continuare da solo. Quindi ci siamo lasciati e volevo incontrarci in albergo alle cinque», disse con voce calma.

Prese il bicchiere di vino rosso e bevve un lungo sorso.

"Poi ho guidato per un po', ma da solo non è molto divertente. Così sono tornato in albergo verso le tre. Tim non era nella nostra stanza, anche se pensavo fosse sdraiato a causa del mal di testa. Così sono andato sul balcone a fumare una sigaretta. Poi sento dei rumori molto chiari dalla stanza accanto dove abita Alina . Mi sono chinato sul parapetto per vedere cosa stava succedendo. Non aveva tirato le tende. E lì vedo il mio Tim nudo sul letto, come scopa Alina da dietro. Lo stronzo. Quella cagna! Siamo stati insieme solo tre mesi. E poi mi tradisce con il mio migliore amico! Sbagliato, ex fidanzata. Quella stupida vacca."

Quando Natalie lo dice, le lacrime le scendono lungo le guance.

"Sono andato laggiù, ho bussato alla porta e ho urlato a metà dell'hotel. Tim ha aperto la porta nudo. Così l'ho schiaffeggiato e sono tornato nella nostra stanza, ho gettato dei vestiti nella sacca e sono scappato. Sono stato seduto qui da allora."

"Bella merda. E ora? Dove vai?"

"Non ne ho idea. Ho chiesto a tre hotel se avevano ancora una stanza. Non voglio tornare al mio hotel. Ma è tutto coperto."

"Posso capire che non vuoi tornare al tuo hotel. Ma devi dormire da qualche parte. Non puoi dormire in macchina a questa temperatura."

"No, certo che no. Probabilmente partirò dopo e tornerò a casa con la mia macchina. Sono solo cinque ore di macchina da Norimberga."

"Ma non è una buona idea. Nelle tue condizioni in autostrada. Inoltre, hai già bevuto."

Ho pensato per un momento.

"Se vuoi, puoi dormire nel mio appartamento. Ho abbastanza spazio."

Poi le ho parlato dei miei amici e della mia vacanza da solista non pianificata.

Lei acconsentì, in modo un po' sospettoso. Probabilmente pensava che volessi approfittare della situazione e farmi diventare un simpatico coniglietto da sci. Ma era lontano dalla mia mente.

Quindi ha acconsentito, probabilmente per necessità.

Abbiamo finito tranquillamente la bottiglia di vino e abbiamo chiacchierato di molte cose, ma abbiamo evitato molto bene l'argomento degli amici. Poi siamo partiti. Ho preso la sua borsa e in pochi minuti eravamo arrivati al mio appartamento. Al piano di sopra le ho mostrato le stanze e le ho lasciato scegliere quale prendere.

Poi l'ho lasciata sola in modo che potesse disfare la borsa.

"Il bagno è qui", le ho poi mostrato i locali. Per andare in bagno doveva attraversare il soggiorno. Avevo scelto la stanza con il bagno annesso, quindi aveva l'altro bagno tutto per sé.

Ora ho finalmente avuto l'opportunità di dare un'occhiata più da vicino. Come sospettavo, era magra ma non troppo magra. Gambe lunghe infilate in jeans attillati. Un culo fermo. Pancia snella e seno non troppo grande ma che si adattava alla sua figura. Tutto sommato, per gli standard della Franconia , una donna molto bella. Sono rimasto stupito e colpito allo stesso tempo.

Dato che eravamo entrambi stanchi, le ho detto addio e le ho augurato la buona notte, notando che non avrebbe dovuto prendersela così tanto.

La mattina dopo il sole splendeva attraverso la finestra e io mi alzai per fare colazione. Ma ero in ritardo. Quando entrai in soggiorno, la colazione era già in tavola e Natalie era seduta dietro una grande tazza di caffè fumante. Crollò un po', ma a quanto pareva si sentiva un po' meglio. Tuttavia, aveva gli occhi pieni di lacrime.

"Buongiorno," mi salutò gentilmente.

"Avete dormito bene?"

"È andato tutto bene. Grazie."

A colazione abbiamo parlato dei loro progetti. Non voleva essere un peso per me e voleva tornare a casa più tardi oggi. Felice di avere un po' di intrattenimento, sono riuscito a convincerla a rimanere ancora qualche giorno. Dovrebbe approfittare del bel tempo e andare un po' a sciare. Non vedeva l'ora di farlo.

Dopo qualche esitazione, accettò.

Abbiamo trascorso una splendida giornata sulle piste. Natalie sembrava allegra e felice. Era davvero una brava sciatrice, per essere una francone .

Nel pomeriggio abbiamo finito alle quattro e siamo entrati nella valle.

Rinfrescati a casa e prendi un caffè. È così che potresti goderti la vita. Natalie si era rilassata sempre di più durante il giorno. Ma ora qualcosa la infastidiva.

"Cosa sta succedendo?"

"Non ho preparato tutta la mia roba ieri quando sono scappato via così. Solo l'essenziale. Verresti in hotel con me a prendere il resto? Ho paura di affrontare Tim da solo".

"Certo, ce la possiamo fare. È meglio se ce ne andiamo subito, poi ce l'avrai dietro."

Quando siamo arrivati in albergo, siamo andati direttamente nella sua stanza. Bussò e poco dopo Tim aprì la porta.

"Non dire una parola. Voglio solo prendere i miei vestiti. Poi me ne vado di nuovo."

"Oh no. Fai un tale clamore ieri e trova un nuovo amante oggi", disse arrogante nel suo sussurro dialetto francone .

No, non è affatto possibile!

Mi sono avvicinato a lui.

"Calmati, piccola," sussurrai con un sottotono pericoloso.

Si ritirò e si sedette su una sedia, molto ben educato e intimidito. Ferma Frank!

Natalie ha preparato le sue cose e in cinque minuti ce ne siamo andati.

"Grazie. Non ce l'avrei mai fatta da solo. Probabilmente avrei rinunciato alle mie cose. E tutto per quello stupido culo ..."

"Smettila," la interruppi. "Non sempre quella parola. Non vale nemmeno la pena arrabbiarsi per lui. Anche se fa ancora male, dimenticalo il prima possibile!"

"Ci proverò. Voglio solo andare a sciare per qualche giorno in più, se non ti disturbo troppo," mi strizzò l'occhio.

"Sono felice quando ho qualcuno con cui parlare. Le vacanze da soli sono un po' noiose."

Il giorno successivo c'era di nuovo il sole splendente. È stato divertente guidare con lei. Avevo un livello molto più alto, ma lei ha compensato con sfacciataggine e coraggio.

La sera uscivamo di nuovo a mangiare e tutti andavano a letto.

È continuato così martedì.

Il sole splendeva e abbiamo percorso di nuovo le strade giuste. La sera dopo la doccia mi sono seduto in soggiorno e ho letto il giornale.

A quanto pare Natalie non aveva ancora finito. Dopo dieci minuti la porta del bagno si aprì e lei uscì. Indossava mutandine di pizzo nero con un reggiseno abbinato.

Mi è quasi caduta la mascella.

Sembrava semplicemente sensazionale. Il suo corpo aveva una perfezione che mi ricordava una dea greca.

"Mi scusi. Pensavo che non avessi ancora finito. Mi vesto."

Stavo per dirle di non indossare nient'altro d'ora in poi, ma è scomparsa rapidamente nella sua stanza, dandomi un'ultima occhiata al suo fantastico sedere.

Cos'era quel culo!

Aveva un sedere stretto e tonico che si muoveva con grazia mentre camminava. Anche al mio pene è piaciuto, perché ha cominciato a erigersi, raggiante di gioia.

Quando è tornata con una soffice tuta da ginnastica, ho continuato a pensare a cosa indossava sotto.

"Cosa ne pensi se rimaniamo qui stasera e io cucino qualcosa per cena? Poi avremo una serata intima. C'è un grande film in uscita oggi che mi piacerebbe vedere".

"Certo," convenni.

Dopo il pasto ci siamo seduti sul divano piuttosto piccolo uno accanto all'altro.

"Posso appoggiarmi a te? Poi posso mettere i piedi sul divano. Stanno diventando davvero freddi", mi ha chiesto.

"Certo", naturalmente ho risposto, tutti signori.

Alzò i piedi e si dondolò sul divano in modo da potersi appoggiare al mio petto e guardare la TV. Abbiamo steso una coperta su di noi in modo che non prendesse ancora più freddo.

Ho sentito l'odore fresco dei suoi capelli, sentito il suo calore e il suo corpo coccoloso.

Di nuovo il mio membro cominciò a erigersi.

Spero che non se ne accorga. Ma non volevo nemmeno cambiare posizione , altrimenti lei avrebbe potuto sedersi diversamente. Quindi è stato molto piacevole.

Adesso la sua testa era appoggiata sulla mia spalla mentre guardava il film con attenzione. Alla fine mi mise una mano sul ventre. Giaceva molto immobile. Ma il calore sembrava bruciare un buco nella mia camicia. Dopo un po' iniziò a muovere la mano molto lentamente. Lei girò intorno al mio stomaco. Cerchi molto piccoli che lentamente si allargavano. È arrivata fino al bordo dei miei jeans. Ma solo marginalmente.

Poi ha alzato la mano e l'ha messa completamente sui miei jeans, sotto i quali il mio cazzo ora era teso. È stato fantastico. Spostò leggermente la sua posizione per vedere meglio. Poi aprì la mia cerniera e mi aprì un po' i pantaloni. Non indossavo le mutandine perché mi piaceva la sensazione di essere nuda sotto i jeans.

Il mio pene ora era quasi completamente esposto.

Si chinò e lo prese delicatamente in bocca. Ha appena lasciato che il mio glande scivolasse nella sua bocca. Nel frattempo leccò la punta con la lingua.

"Ehi, non devi farlo."

"Sciocco," rise lei. "Faccio sempre quello che voglio fare da sola. Penso di essermi innamorata un po' di te. Ora stai zitto e divertiti", represse ogni ulteriore protesta.

Di nuovo prese la punta in bocca. Molto attentamente. Lo ha fatto per un bel po' e mi sono davvero divertito. Poi, all'improvviso, lo assorbì completamente. Il mio cazzo è scomparso nella sua bocca fino alla radice. gemevo. È stato fantastico. Ancora e ancora lo lasciò scomparire completamente nella sua bocca. Mi sono imbavagliato un po' mentre le spingevo contro la gola, ma questo sembrava eccitarla ancora di più. Lo sputo usciva dalla sua bocca, giù per il mio cazzo sul sacco, che si strinse sempre di più. Se continuava così, non passerebbe molto tempo prima che le sparassi il mio sperma in gola.

"Fermati. Arrivo subito, voglio viziare anche te. Abbiamo ancora tanto tempo."

Le ho tirato su il mento e ci siamo sprofondati in un bacio intenso, lasciando che le nostre lingue danzassero. Nel frattempo, le ho baciato il collo, le ho mordicchiato le orecchie e mi sono lamentato perché continuava a far scorrere la mano su e giù per il mio pene.

Il mordicchiare e i gemiti probabilmente l'hanno eccitata, perché anche il suo respiro ha cominciato a diventare irregolare. O era la mia mano, che nel frattempo avevo infilato dall'alto nei pantaloni della sua tuta e che stavo accarezzando sopra le sue mutandine bordate di pizzo?

"Vuoi continuare a guardare il film o ci rilassiamo nella porta accanto?"

“Oh, conosco il film dentro e fuori . " Era solo una scusa per passare una serata in TV con te e avvicinarti a te", ha sorriso. "Ha funzionato bene."

Siamo andati accanto alla mia camera da letto.

Camminò davanti a me, abbassandosi brevemente i pantaloni della tuta in modo che potessi vedere il suo sedere stretto. Poi ha tirato su la cintura. Lo farei con oggi, quel sedere incredibilmente dolce!

Una volta in camera da letto, cadde all'indietro sul letto. Avrei voluto seguirla, ma con un chiaro movimento della mano mi ha fatto cenno di fermarmi.

"Lasciati cadere i pantaloni. Voglio vedere qualcosa anch'io mentre tu puoi guardarmi."

Non ho preferito niente!

Mi sono tolto i pantaloni e la maglietta.

Rimasi completamente nudo contro il muro della stanza con il mio cazzo che sporgeva rigido. Natalie aprì lentamente la cerniera della giacca della tuta, in modo scherzoso lentamente. Poi tirò indietro entrambi i lati. Il suo seno racchiuso nel reggiseno magico ora era bello per me vederlo. Strinse entrambi i monticelli con le braccia. Come vorrei far scivolare il mio cazzo in mezzo o sborrarci sopra. O ancora meglio, entrambi!

Ha raggiunto il reggiseno con una mano ed ha tirato fuori un capezzolo.

Lentamente fece scorrere il dito sul germoglio già indurito. Poi si pizzicò fermamente il capezzolo con l'indice e il pollice. Con un gemito, gettò indietro la testa. Sembrava avere un seno sensibile.

Poi si infilò l'altra mano nella cintura e giocò con l'inguine. Come mi sarebbe piaciuto vedere di più ora. La mia mano ora era sul mio cazzo, accarezzando avanti e indietro molto lentamente.

"Ma non sborrare. Voglio il tuo succo. Chiaro?"

Annuii con la testa in accordo.

Ora si è spogliata dei pantaloni della tuta lungo le gambe. Per fare questo, sollevò leggermente le natiche. Tra le sue cosce potevo vedere il tessuto teso delle sue mutandine.

Quando si infilò i pantaloni sui piedi, lasciò che le gambe si aprissero. Premette saldamente con entrambe le mani sul suo mons pubis. Un dito sembrò penetrare nella sua vagina attraverso il tessuto. Si è alzata.

Con un piccolo guaito, tirò da parte le mutandine.

La sua vagina giaceva nuda davanti a me. Era completamente rasata intorno alle sue labbra. Solo sopra il clitoride c'era un piccolo triangolo di capelli rosso fuoco.

Gemendo, spinse prima uno, poi un secondo dito nella sua colonna. Spinse velocemente e osservò il mio pene stretto, che massaggiai delicatamente.

Era bellissima!

Solo il reggiseno da cui è caduta una delle sue meravigliose mele. Con le gambe divaricate, le dita che si infilavano nel suo buco più e più volte.

Non ce la facevo più e andai a letto per guardarla più da vicino.

"Beh, finalmente! Pensavo saresti rimasto lì tutta la notte."

Si masturbava sempre più selvaggiamente. La sua schiena si inarcò mentre entrambe le sue dita scomparvero in profondità nella sua vulva.

"Squirtami in faccia. Voglio assaggiare il tuo succo."

Ho dovuto tirare indietro il mio prepuzio solo due volte prima che fosse annunciato il mio climax. Gemendo, il primo tonfo le cadde sul viso e la colpì sulla fronte. Anche i seguenti si posarono sul suo viso, che era contorto dalla lussuria.

Il suo orgasmo è arrivato nello stesso momento. Mentre il mio sperma scorreva sul suo viso, il suo corpo tremava con movimenti quasi spastici.

Si contrasse e si rialzò ancora e ancora.

Ero velocemente sul letto.

Ho spinto da parte le sue mutandine e speronato il mio pene nella sua vagina bagnata. Questo sembrava prolungare il suo climax.

L'ho spinto forte un paio di volte.

Poi sono crollato su di lei, esausto. Anche lei era piatta.

L'ho rotolata via e l'ho abbracciata. Rimaniamo sdraiati lì in silenzio per qualche minuto.

"È stato fantastico," mi ha sussurrato all'orecchio, "l'avrei voluto stamattina. Ora che la prima pressione è passata, abbiamo tutto il tempo e possiamo godercela".

Dovevamo essere sdraiati così per un quarto d'ora prima che le mie mani vagassero. Per prima cosa l'ho liberata dal reggiseno.

Appoggiandomi al braccio, potevo guardarla adesso. Era atleticamente magra. Niente pancia o maniglie dell'amore, ma comunque molto femminile. Con uno scatto l'ho girata a pancia in giù per guardare bene anche la schiena.

Aveva un culo quasi piccolo ma incredibilmente dolce. Ma l'avevo già visto quando era uscita dal bagno.

Accarezzai le scapole, massaggiandole un po', cosa che lei fece le fusa in risposta.

La mia mano vagò lentamente più in profondità sulle sue natiche. Entrambe le mani erano ora sulle sue natiche, metà in ciascuna mano.

Ho smontato il mio sedere molto facilmente.

Potevo vedere il suo piccolo ano. Sembrava molto adorabile. Vediamo come ha reagito. Ho fatto scorrere delicatamente un dito attraverso il divario, le ho toccato l'ano molto leggermente senza rimanere lì. Ha sussultato leggermente quando le ho toccato lo sfintere, ma non sembrava a disagio.

L'ho fatta rotolare sulla schiena e le ho baciato i seni. Succhiò leggermente le sue verruche nella mia bocca. Mordere le punte. Il suo respiro divenne un po' più pesante.

Poi ho camminato più a fondo. Leccò il suo ombelico con la lingua. Sono diventato un po' più profondo. Bagna il suo denso triangolo di peli pubici con la mia lingua prima di leccare per la prima volta lo sfacciato clitoride sporgente con la punta della mia lingua.

Con un sospiro, premette la mia testa più saldamente sul suo sesso. L'ho leccata più forte. Aprì un po' le labbra della figa con entrambe le mani per infilare la lingua in quel buco rosa.

Ho aggiunto un dito e l'ho spinto nella sua vagina. Si contorceva sempre di più sotto di me. Mi è piaciuto questo trattamento.

Ho fatto cadere lo sputo dalla mia bocca sul suo perineo. Con l'altra mano accarezzavo il succo in direzione della rosetta, senza interrompere il trattamento della sua vagina bagnata ormai fradicia.

Lentamente le feci scorrere il dito tra le natiche. Questa volta con un po' più di pressione sulla rosetta.

"Sì, continua. Arrivo presto."

Intendevi davanti o dietro? O entrambi?

Il mio dito premette sempre più forte sul suo ano. Poi la resistenza è stata vinta e sono scivolato nel suo intestino caldo fino alla prima giuntura. Non un movimento difensivo, ma piuttosto una spinta contro di essa.

"Di più! Scopami in entrambi i buchi" quasi urlò.

Potrebbe averlo!

Con due dita nella vagina e un dito nell'intestino, ho iniziato a penetrarla forte e veloce.

Poi è arrivato il momento. È arrivata con un sussulto violento che ha fatto scivolare le mie dita fuori dalla sua vagina.

Si contorceva, tremava e si lamentava in un modo che non avevo mai visto fare a una donna.

Poi si sdraiò lì, respirando pesantemente.

"Oh, è stato così bello. Mi sono sentito così duro. Come fai a sapere che mi piace essere viziato analmente?"

"Non lo sapevo, ma ho pensato di fare un tentativo", risposi.

"Ora voglio sentirti. Metti il tuo cazzo dentro di me."

"Puoi farlo di nuovo?"

"Potrei sempre andare avanti. Mi fai arrapare così tanto."

Ho spinto lentamente il mio pene rigido nella sua vagina. Centimetro per centimetro. Volevo assaporare quella sensazione di prima intrusione. Piano piano ho iniziato a spingere. Stava respirando di nuovo più velocemente.

Dato che avevo già parlato, abbiamo avuto un po' di tempo prima che il succo riprendesse a salire.

L'ho scopata per un bel po', mentre lei continuava a guardarmi negli occhi. Respirava sempre più velocemente. Era quasi un sussulto. Poi mi ha allontanato un po'.

"Ora fottimi il culo."

Si voltò da sotto di me e si inginocchiò. Di conseguenza, il suo splendido sedere è stato allungato. Ho messo con cura la punta del mio cazzo sulla sua rosetta, che era ancora un po' aperta dal precedente trattamento con le dita.

Ho spinto facilmente il glande attraverso il suo sfintere. Non volevo farle del male. Ma lei aveva altri piani. Con uno scatto all'indietro, si impalò sul mio spuntone. Ora era quasi completamente sparito nel suo intestino.

Ho iniziato lentamente a spingere. Sempre un po' più a fondo, finché non era completamente scomparso dentro di lei.

"Ditta. fottimi più veloce."

Non avevo bisogno che mi dicessero due volte. Ho spinto sempre più forte ora. Non passerà molto tempo prima che vengo in questo buco stretto. La sua mano era scomparsa tra le gambe e si stava strofinando il clitoride.

"Squirmelo tutto su per il culo", mi ha incoraggiato.

Poi è arrivato il momento per me!

Ho scaricato una spinta dopo l'altra nelle sue natiche. Quasi allo stesso tempo era pronta. È venuta per la terza volta quella sera. Non violento come prima, ma comunque udibile ad alta voce.

"Whoa, ora ho finito."

"Lo spero," risposi esausto.

"Può essere ancora una bella vacanza," sorrise, accoccolandosi verso di me, "ma ora devo dormire."

Si voltò di lato e poco dopo era già nel regno dei sogni.

Ho guardato questa bella donna con tenerezza.

Stavo per innamorarmi di lei?

In una Franconia!

In realtà non è possibile.

Ma il mio cuore probabilmente ha deciso diversamente.

www.ingramcontent.com/pod-product-compliance
Lightning Source LLC
LaVergne TN
LVHW012056160826
845678LV00014B/2844